Abu Sayeed Sarker
Md. Siddiqur Rahman
Mst. Morsheda Begum

Diagnóstico molecular e epidemiologia da brucelose em animais de criação e seres humanos

Abu Sayeed Sarker
Md. Siddiqur Rahman
Mst. Morsheda Begum

Diagnóstico molecular e epidemiologia da brucelose em animais de criação e seres humanos

ScienciaScripts

Imprint

Any brand names and product names mentioned in this book are subject to trademark, brand or patent protection and are trademarks or registered trademarks of their respective holders. The use of brand names, product names, common names, trade names, product descriptions etc. even without a particular marking in this work is in no way to be construed to mean that such names may be regarded as unrestricted in respect of trademark and brand protection legislation and could thus be used by anyone.

Cover image: www.ingimage.com

This book is a translation from the original published under ISBN 978-3-330-01508-1.

Publisher:
Sciencia Scripts
is a trademark of
Dodo Books Indian Ocean Ltd. and OmniScriptum S.R.L publishing group

120 High Road, East Finchley, London, N2 9ED, United Kingdom
Str. Armeneasca 28/1, office 1, Chisinau MD-2012, Republic of Moldova, Europe
Printed at: see last page
ISBN: 978-620-7-90626-0

Índice:

Capítulo 1   7

Capítulo 2   12

Capítulo 3   22

Capítulo 4   44

Capítulo 5   54

Agradecimentos

Reconheço a Deus Todo-Poderoso a paciência e a capacidade de concluir a tarefa da dissertação de doutoramento.

Gostaria de agradecer a orientação e supervisão do Professor Dr. Md. Siddiqur Rahman, antigo diretor do Hospital Veterinário e antigo chefe do Departamento de Medicina da Universidade Agrícola do Bangladesh, Mymensingh. Estou muito grato pelas suas críticas construtivas e pelo seu encorajamento durante todo o período de investigação e preparação da tese.

Gostaria de agradecer a orientação e a co-orientação do Professor Dr. Heinrich Neubauer, Diretor do Instituto Federal de Investigação Pecuária, Instituto de Infecções Bacterianas e Zoonoses, Jena, Alemanha, por me ter concedido instalações de investigação no seu instituto e financiamento.

O autor gostaria de agradecer ao Professor Dr. Md.Taohidul Islam, membro do comité de supervisão do Departamento de Medicina, e ao Professor Dr. A. K. M. Anisur Rahman, antigo chefe do Departamento de Medicina da Universidade Agrícola do Bangladesh, Mymensingh, pela sua cooperação e conselhos úteis durante a investigação de doutoramento e a redação da tese.

O autor gostaria de agradecer ao Professor Dr. AbdusSamad, antigo reitor e antigo diretor do Departamento de Medicina da Faculdade de Ciências Veterinárias da Universidade Agrícola do Bangladesh, Mymensingh, pela sua cooperação e conselhos úteis durante a investigação de doutoramento e a redação da tese.

O autor gostaria de agradecer ao Professor Dr. Muzahed Uddin Ahmed, antigo professor da UGC e antigo diretor do Departamento de Medicina da Faculdade de Ciências Veterinárias da Universidade Agrícola do Bangladesh, Mymensingh, pela sua cooperação e conselhos úteis durante a investigação de doutoramento e a redação da tese.

O autor deseja expressar o seu especial apreço e agradecimento ao Professor Dr. Md.Bahanur Rahman e à Professora Dra. Mst. MinaraKhatun, ex-diretora do Departamento de Microbiologia e Higiene da Universidade Agrícola do Bangladesh, Mymensingh, pela sua cooperação sincera e pelas instalações laboratoriais para a PCR convencional e também para a cultura das bactérias.

O autor está muito grato ao Professor Dr. Md. Amimul-Ehsan, Diretor do Departamento de Medicina da Universidade Agrícola do Bangladesh, Mymensingh, pelas suas valiosas sugestões, cooperação e inspiração. Agradeço ao Professor Dr. Md. MahbubAlam, ao Professor Associado Dr. Ariful Islam, ao Professor Associado Dr. Mohammad Jasim Uddin, ao Professor Associado, ao Professor Assistente Dr. Md. Aminul Islam, ao Professor Assistente Dr. AzimunNahar, ao Professor Assistente Dr. Ruma Rani Sarker, ao Professor Assistente e à Dra. Mst. Sónia Parvin, professora assistente do Departamento de Medicina, e o Dr. Md. Kumrul Hassan, estudante de mestrado do Departamento de Medicina da Universidade Agrícola do Bangladesh, Mymensingh, pela sua cooperação e conselhos úteis durante a investigação de doutoramento.

Os meus agradecimentos especiais a todos os meus irmãos, à minha irmã mais querida e ao meu cunhado mais amado por estarem sempre ao meu lado e pela força e orações que me ajudaram em todos os meus trabalhos.

Agradeço às autoridades do Departamento de Serviços Pecuários, do Ministério das Pescas e da Pecuária e do Ministério da Administração Pública do Bangladesh que me ajudaram a conceder licenças de estudo e bolsas de estudo.

O autor quer agradecer a todos os outros professores, alunos de doutoramento e mestrado, funcionários e colaboradores do Departamento de Medicina, que me ajudaram durante o período de estudo.

Agradeço ao Projeto Nacional de Tecnologia Agrícola (NATP), Departamento de Serviços Pecuários, Ministério das Pescas e da Pecuária, Bangladesh, por me ter concedido bolsas de estudo.

Gostaria de agradecer ao Dr. Falk Melzer e a outros membros do laboratório de referência do OIE para a brucelose, Instituto de Infecções Bacterianas e Zoonoses, Instituto Federal de Investigação Pecuária, Jena, Alemanha, pela sua cooperação durante a minha estadia no seu laboratório.

Gostaria de exprimir a minha gratidão ao Dr. Shahidul Islam, antigo presidente da Associação Veterinária do Bangladesh, antigo diretor do NATP, PIU, componente DLS e antigo diretor-geral do Departamento de Serviços Pecuários do Bangladesh, pelo apoio e cooperação na obtenção da minha bolsa de doutoramento.

Gostaria de agradecer sinceramente ao Coordenador CASR, Universidade Agrícola do Bangladesh, Mymensingh, e a todos os funcionários e agentes pela sua cooperação na realização do meu trabalho de doutoramento.

Por último, mas não menos importante, gostaria de manifestar a minha sincera gratidão ao meu falecido pai e à minha mãe, à minha mulher e às minhas três filhas, que me amaram e apoiaram gentilmente em todas as esferas da minha vida e sempre me encorajaram em todos os momentos difíceis.

O autor

Biografia do Dr. Md. Abu Sayeed Sarker

O Dr. Sayeed é Oficial de Pecuária (BCS Livestock Cadre), Departamento de Serviços Pecuários, Daca e bolseiro de doutoramento do Departamento de Medicina, Universidade Agrícola do Bangladesh, Mymensingh. Nasceu na aldeia de Ambari, em Palashbari Upazila, no distrito de Gaibandha, em 6 de dezembro de 1968. O nome do seu pai é Ismail Hossain Sarker, já falecido, e o nome da sua mãe é Asia begum. Obteve o Certificado de Ensino Primário (PSC) em 1977, na Escola Primária Governamental de Ambari, com distinção. Obteve o Certificado de Ensino Secundário (SSC) em 1983 e o Certificado de Ensino Secundário Superior (HSC) em 1985. Obteve o grau de Doutor em Medicina Veterinária (DVM) na Universidade Agrícola do Bangladesh, Mymensingh, em 1990, e o Mestrado em Medicina na mesma universidade em 1995. Concluiu o curso de formação de base do Centro de Formação da Administração Pública do Bangladesh, Savar, Daca, em 2001. Para além de muitas formações nacionais, participou em vários cursos de formação internacionais organizados pela West Bengal University of Animal and Fishery Sciences, Belghachia, Kolkata, Índia e pela CSK Himachal Pradesh Agricultural University, Palampur, H. P. Índia e pelo laboratório de referência da OIE para a brucelose, Instituto Federal de Investigação Pecuária, Jena, Alemanha.Recebeu formação em investigação, extensão e administração do Instituto de Infecções Bacterianas e Zoonoses, Instituto Federal de Investigação em Saúde Animal, Friedrich-Loeffler-Institut, Naumburger Str. 96a, 07743 Jena, Alemanha. Participou em várias conferências nacionais e internacionais e publicou mais de 40 artigos em revistas e actas de renome.

O Dr. Sayeed é membro vitalício de diferentes organizações e institutos, nomeadamente, One Health, Bangladesh, Association of Public Health Veterinarian, Índia, Bangladesh Veterinary Association, Bangladesh (BVA), Bangladesh Society for Veterinary Education and Research (BSVER), Bangladesh Society for Veterinary Medicine, Bangladesh Society for Parasitology e Krishibid Institution Bangladesh (KIB). Foi membro do comité executivo da Bangladesh Veterinary education and Research em 2014-2015.

O autor é casado com a agricultora Mst. Morsheda Begum Asha, (MS em Botânica de Culturas, Universidade Agrícola do Bangladesh, Mymensingh em 2001) Coordenadora Adjunta, Departamento de Desenvolvimento da Juventude, Ministério da Juventude e dos Desportos, Bangladesh e tem três filhas: Sayaema Bintea Sayeed, Sadia Bintea Sayeed e Samia Bintea Sayeed. A primeira filha, Sayaema, é estudante de Medicina na Faculdade de Medicina de Rangpur, Rangpur, Bangladesh.

O seu interesse de investigação é em microbiologia molecular, doenças zoonóticas e epidemiologia, etc.

DIAGNÓSTICO MOLECULAR E EPIDEMIOLOGIA DA BRUCELOSE NO GADO E NO HOMEM

Md. Abu Sayeed Sarker

RESUMO

A brucelose é considerada a zoonose mais difundida em todo o mundo e é causada por diferentes espécies do género Brucella. A brucelose causa uma grande perda económica às indústrias pecuárias através do aborto, da infertilidade, do nascimento de crias fracas e mortas, do aumento do intervalo entre partos e da redução da produção de leite, sendo endémica no Bangladeche. O presente estudo foi realizado para estimar a prevalência e identificar os factores de risco da brucelose, juntamente com a determinação da diversidade genética no Bangladeche. O estudo foi realizado entre março de 2012 e fevereiro de 2015 (três tipos de populações). De um total de 1043, 28 amostras de leite (2,68%) e 23 amostras de soro (2,21%) foram positivas por MRT e RBT, respetivamente. A prevalência mais elevada foi de 3,05% no cruzamento Holstein Frísia utilizando MRT, enquanto que 2,49% nos cornos Holstein Frísia utilizando RBT. A prevalência da brucelose em função da idade, através de MRT e RBT, foi de 2,06% e 1,23%, respetivamente, no grupo etário de 1-4 anos. Por outro lado, a prevalência de brucelose com base em MRT e RBT foi significativamente mais elevada (2,88% e 2,5%) no grupo etário > 5 anos (p <0,01) do que nos outros grupos etários. Com base na paridade, obtiveram-se prevalências significativamente mais elevadas de 3,07% e 2,58% de MRT e RBT, respetivamente, na paridade 3-5 em comparação com os outros grupos de paridade (p<0,01). É, no entanto, óbvio que, embora os MRT sejam testes de rastreio de primeira linha para a brucelose em moedas em alguns países, a sua falta de especificidade é preocupante. Por conseguinte, a necessidade de outros testes de confirmação que sejam mais específicos foi utilizada para o diagnóstico da doença, especialmente no Bangladesh. Department of Microbiology & & Hygiene, Bangladesh agricultural University, Mymensingh e no laboratório de referência do CIE para a brucelose, mas não identificaram a bactéria. No caso da brucelose humana, foram analisadas 350 amostras de sangue com RBT, SAT, CFT, iELISA, PCR convencional e PCR em tempo real no laboratório de referência do CIE para a brucelose. Instituto Federal de Investigação para a Saúde Animal, mas foram negativas em todos os testes. No caso da brucelose animal e humana, as bactérias foram cultivadas no Laboratório de Referência do OIL para a Brucelose. Instituto Federal de Investigação em Saúde Animal, mas as bactérias não foram isoladas. No caso dos caprinos, todas as amostras foram testadas com RBT, SAT, CFT, iELISA, PCR convencional e PCR em tempo real no Laboratório de Referência do OIE para a Brucelose. Instituto Federal de Investigação em Saúde Animal Friedrich-Loeffler-Intitut. (FLI), os bovinos foram negativos em todos os testes. De um total de 913 soros de bovinos e 99 de búfalos, 48 soros de bovinos e búfalos apresentaram reação positiva com RBT, com uma prevalência global de brucelose de 5,3% (intervalo de confiança (IC) de 95%: 3,87-7,38) em bovinos e 7,1% (IC de 95%: 2,89-14,03) em búfalos. Dos 48 soros RBT positivos de bovinos, 21,05% eram positivos para *B. abortus,* ao passo que dos soros RBT positivos de búfalos, 57,14% eram positivos para *B. abortus.* A diferença no nível de deteção de B. *aborts* nos soros de bovinos e búfalos foi estatisticamente significativa (p>0,02). A probabilidade de se obter ADN de B. *aborts a* partir de soros de búfalos RBAT positivos foi 7,61 vezes superior à dos soros de bovinos. Este relatório confirma que o B. *abortus* é endémico em bovinos e búfalos no

Bangladesh. Pode concluir-se que deve ser aplicada uma combinação de PCR em tempo real com SAT e iELISA para a deteção de brucelose em bovinos e búfalos do Bangladeche.

CAPÍTULO 1
INTRODUÇÃO

A brucelose é uma doença dos animais domésticos e selvagens que pode ser transmitida ao ser humano. A brucelose é considerada a zoonose mais difundida em todo o mundo e é causada por diferentes espécies do género *Brucella* (Gabinete Internacional de Epizootias, 2009). A brucelose é um problema de saúde pública reconhecido com distribuição mundial e uma das principais causas de morbilidade. A brucelose causa uma grande perda económica para as indústrias pecuárias através de aborto, infertilidade, nascimento de crias fracas e mortas, aumento do intervalo entre partos e redução da produção de leite, sendo endémica no Bangladesh (Rahmanet *al.*, 2014). A brucelose é causada por pequenos *coccobacilos* intracelulares, não móveis, gram-negativos e pertencentes ao género *Brucella*. *As Brucella* spp. são bactérias intracelulares facultativas que causam doenças crónicas que podem persistir durante toda a vida do organismo afetado. Nos animais, a brucelose afecta a reprodução, a fertilidade e reduz a sobrevivência dos recém-nascidos e também a produção de leite. Nos seres humanos, os sintomas da brucelose são fraqueza, dores articulares e musculares, dores de cabeça, febre ondulante, hepatomegalia, esplenomegalia, suores noturnos e arrepios, astenia acentuada e anorexia (Huge-Jones, 2000). Apesar das medidas preventivas e de controlo existentes nos países em desenvolvimento, continua a existir um elevado potencial de transmissão e propagação de *Brucellaspp.*através dos animais, dos seus produtos e subprodutos importados desses países, como o Bangladesh, o Paquistão e a Índia (Achaet *al.*, 2003). A prevalência da brucelose nos bovinos pode constituir um obstáculo significativo para o desenvolvimento da pecuária no Bangladesh. O MRT e o RBT são amplamente utilizados para o rastreio da brucelose exclusivamente em programas de erradicação (Sarker *et al.*, 2014a). O RBT é uma técnica de aglutinação simples. Uma vez que este teste não necessita de instalações laboratoriais especiais e é simples e fácil de executar, é utilizado para rastrear soros para anticorpos contra a *Brucella* (Cadmus *et al.*, 2008). Estes testes foram escolhidos porque são menos complicados de executar em grande escala e/ou não requerem equipamento especial e conhecimentos especializados em comparação com outros ensaios comummente utilizados, como CFT e ELISA. Por conseguinte, o presente estudo foi realizado para conhecer a prevalência da brucelose em bovinos de explorações leiteiras organizadas e de pequenos produtores em algumas áreas seleccionadas do Bangladesh.

Para controlar e erradicar a brucelose dos seres humanos e dos animais, é essencial estabelecer um método serológico adequado para o diagnóstico da brucelose em áreas endémicas. Sabe-se que os testes serológicos clássicos, como o MRT e o RBT, produzem reacções cruzadas com outras bactérias gram-negativas com semelhanças antigénicas com a *Brucella* (Kittelbergeret *al.*, 1988) e, por conseguinte, produzem muitas reacções falsas positivas. Todos os anos são notificados muitos casos não diagnosticados de aborto, nado-morto e retenção de placenta em bovinos do Bangladesh, que podem ser causados por *Brucella*. *As Brucellae* são libertadas no leite e nas descargas uterinas. Os organismos são libertados no leite durante um período de tempo variável - em alguns animais, durante toda a vida.

Trata-se de uma doença antiga que pode, possivelmente, ser rastreada até à praga de 5th no Egipto, por volta de 1600 a.C. Um exame recente dos ossos de antigos egípcios, datados de cerca de 750 a.C., revelou indícios de sacroiliíte e outras lesões osteoarticulares, complicações comuns da brucelose (Pappas e Papadimitrious, 2007). O Major-General Sir David Bruce, um microbiologista dos Royal Army Medical Services, isolou a *Brucellamelitensis* (nome anterior *Micrococcus melitensis*) em 1887 a partir do baço de um soldado britânico que morreu de uma doença febril (febre de Malta) comum entre o pessoal militar em Malta. Durante quase 20 anos após o isolamento do *Micrococcus melitensis*, a febre de Malta permaneceu um mistério e pensava-se que era uma doença transmitida por vectores até que Themistocles Zammit demonstrou acidentalmente a natureza zoonótica da doença em 1905 ao isolar o *Brucellamelitensis* do leite de cabra. Acreditava-se que as cabras não eram a fonte de infecções, uma vez que não ficavam doentes quando inoculadas com culturas de *Brucella*. A descoberta de que as cabras saudáveis podiam ser portadoras da doença foi considerada um dos maiores avanços de sempre na epidemiologia da brucelose (Sriranganathanet *al.*, 2009; Wyatt, 2005). Em 1897, um veterinário dinamarquês, L. F. Bernhard Bang, descobriu que o Bacilo de Bang do aborto do gado (*Brucellaabortus*) era o agente causador da doença de Bang. Alice Evans, uma cientista americana que realizou um trabalho de referência sobre bactérias patogénicas em produtos lácteos, confirmou a relação entre a doença de Bang e a febre de Malta e renomeou o género *Brucella* em homenagem a David Bruce. O seu trabalho *sobre* a Brucella foi fundamental para a aceitação do processo de pasteurização para prevenir a brucelose humana nos EUA. A descoberta da *Brucellaspp.* em mamíferos marinhos no início de 1990 alterou o conceito de uma distribuição terrestre da brucelose e as medidas de controlo associadas (Sriranganathanet *al.*, 2009).

A distribuição geológica da brucelose está constantemente a mudar, com novos focos a surgir ou a reemergir. A epidemiologia da brucelose humana mudou drasticamente nos últimos anos devido a várias razões sanitárias, socioeconómicas e políticas, juntamente com o aumento das viagens internacionais. Surgiram novos focos de brucelose humana, particularmente na Ásia Central, enquanto a situação no Médio Oriente está a piorar rapidamente (Pappas *et al.*, 2006). A doença ocorreu em todo o mundo, exceto nos países onde a brucelose bovina foi erradicada. Esta situação é definida como a ausência de quaisquer casos registados durante pelo menos 5 anos. Estes países incluem a Austrália, o Canadá, Chipre, a Dinamarca, a Finlândia, os Países Baixos, a Nova Zelândia, a Noruega, a Suécia e o Reino Unido. Os países mediterrânicos da Europa, o nordeste de África, os países do Próximo Oriente, a Índia, a Ásia Central, o México e a América Central e do Sul ainda não estão *livres de Brucell*. Embora a *Brucellamelitensis* nunca tenha sido detectada nalguns países, não existem relatos fiáveis de que nunca tenha sido erradicada dos pequenos ruminantes em qualquer país (Robinson, 2003). Embora na maioria dos países a brucelose seja uma doença de declaração obrigatória a nível nacional e de notificação obrigatória às autoridades sanitárias locais, é pouco notificada e os números oficiais constituem apenas uma fração da verdadeira incidência da doença. Assim, a verdadeira incidência da brucelose humana é desconhecida e o peso estimado da doença varia muito (Pappas *et al.*, 2006).

Brucelose humana: Uma das melhores descrições da brucelose humana antes da descoberta dos antibióticos era que a doença raramente mata alguém, mas muitas vezes faz com que o doente deseje estar morto. *O* período de incubação da brucelose é normalmente de 1 a 3 semanas, mas pode demorar vários meses até se manifestarem sinais de infeção. *A Brucellamelitensis* está associada a uma infeção aguda, ao passo que a infeção com outras espécies é geralmente subaguda e prolongada (Manturet *al.*, 2007). Os sintomas mais comuns da brucelose incluem febre ondulante, em que a temperatura pode variar entre 37^0 C de manhã e 40^0 C à tarde; suores noturnos com um odor peculiar, arrepios e fraqueza, mal-estar, insónia, anorexia, dores de cabeça, artralgia, obstipação, impotência sexual, nervosismo e depressão (Achaet *al.*, 2003). A brucelose humana também é conhecida pelas complicações e pelo envolvimento de órgãos internos e os seus sintomas podem ser muito diversos, dependendo do local de infeção, e incluem encefalite, meningite, espondilite, artrite, endocardite, orquite e prostatite no homem (Achaet *al.*, 2003). [nd]Os abortos espontâneos, principalmente no primeiro e no segundo trimestre de gravidez, são observados em mulheres grávidas infectadas com *Brucella* (Khan *et al.*, 2001). Embora seja uma complicação rara, *a Brucellaendocardite* (< 2% dos casos) está mais frequentemente associada à infeção por *Brucellamelitensis e é* a complicação mais grave. É responsável por, pelo menos, 80% das mortes causadas pela brucelose (Peery e Belter, 1960; Regueraet *al.*, 2003). A falta de terapia adequada durante a fase aguda pode resultar na localização de brucelas em vários tecidos e órgãos, levando a uma doença subaguda ou crónica que é muito difícil de tratar (Young, 1995). Os sinais e sintomas da brucelose, normalmente designados por febre de origem desconhecida, podem ser confundidos com outras doenças, incluindo a febre do tabaco, a malária, a febre reumática, a tuberculose, a colecistite, a tromboflebite, a infeção fúngica, a doença autoimune e os tumores (Manturet *al.*, 2007). Sabe-se que as vacinas animais vivas *Brucellamelitensis* Rev. 1 e *Brucellaabortus* estirpe 19 causam doença nos seres humanos. O curso da doença com estirpes vacinais é geralmente mais curto e mais benigno (Achaet *al.*, 2003). A propagação direta da brucelose de pessoa para pessoa é extremamente rara. As mães que amamentam podem transmitir a doença ou a infeção aos seus bebés e também foi notificada a transmissão sexual (Carrera *et al.*, 2006; Kato *et al.*, 2007).

Zoonose: Cinco das nove espécies de *Brucella* conhecidas podem infetar os seres humanos e a espécie mais patogénica e invasiva para os seres humanos é a *Brucellamelitensis*, seguida, por ordem decrescente, da *Brucellasuis, Brucellaabortus* e *Brucellacanis* (Achaet *al.*, 2003). A natureza zoonótica das brucelas marinhas (*Brucellaceti)* foi documentada (Brew *et al.*, 1999; McDonald *et al.*, 2006; Sohnet *al.*, 2003). *Brucellamelitensis, Brucellasuis* e *Brucellaabortus* estão listadas como potenciais armas biológicas pelo Centro de Controlo e Prevenção de Doenças nos EUA. Este facto deve-se à natureza altamente infecciosa das três espécies, uma vez que podem ser facilmente aerossolizadas. Além disso, um surto de brucelose seria difícil de detetar porque os sintomas iniciais são facilmente confundidos com os da gripe (Chain *et al.*, 2005). Nos locais onde a brucelose é endémica, os seres humanos podem ser infectados através do contacto com animais infectados ou do consumo dos seus produtos e subprodutos, especialmente leite e produtos lácteos, sobretudo queijo feito a partir de leite não pasteurizado de ovelhas e cabras e coalho de borregos e cabritos infectados. Alguns grupos profissionais específicos, incluindo trabalhadores agrícolas, veterinários, criadores de gado e empregados de frigoríficos, são considerados de maior risco (Tabaket *al.*, 2008). As infecções por *Brucellaabortus* e *Brucellasuis* afectam normalmente grupos profissionais, enquanto as infecções por *Brucellamelitensis* ocorrem mais frequentemente do que as outras espécies de *Brucella* na população em geral (Achaet *al.*, 2003; De Massiset *al.*, 2005). O consumo de leite de ovelha e de cabra contendo *Brucellamelitensis* é uma fonte importante de brucelose humana em todo o mundo e causou vários surtos. Em alguns países, incluindo a Itália, 99% da brucelose humana é causada por *Brucellamelitensis* (Massiset *al.*, 2005; Wallach *et al.*, 1997). A prevalência da brucelose humana adquirida a partir de produtos lácteos em alguns países é sazonal, atingindo um pico geralmente após o parto e a parição (Al Dahouket *al.*, 2007).

Nos países onde o leite e os produtos lácteos são sempre pasteurizados antes do consumo, a brucelose afecta principalmente as pessoas que estão em contacto próximo com animais e produtos animais. Embora *a Brucella* seja considerada altamente infecciosa quando encontrada através da via respiratória, a inalação de *Brucella* não é uma via comum de infeção, mas pode representar um perigo significativo para as pessoas em determinadas profissões, como as que trabalham em laboratórios e matadouros. De facto, as espécies de *Brucella* são consideradas como os agentes patogénicos mais comuns adquiridos em laboratório e estima-se que representem até 2% de todas as infecções associadas a laboratórios (Menseet *al.*, 2001; Olle-Gig e Canela-Soler, 1987; Robichaudet *al.*, 2004). Um inquérito espanhol realizado em 1999 revelou que 11,9% dos 628 trabalhadores de laboratórios de microbiologia clínica inquiridos tinham sofrido de brucelose adquirida em laboratório (Bouzaet *al.*, 2005). A brucelose é endémica no Bangladesh (Amin *et al.*, 2005; Rahman *et al.*, 2006; Uddin e Rahman, 2007; Nahar e Ahmed, 2009; Rahman *et al.*, 2009; 2010; 2011; Ahasanet *al.*, 2010; Sarker *et al.*, 2014 a, b). Todos os anos são notificados muitos casos não diagnosticados de aborto, nado-morto e retenção da placenta em bovinos do Bangladesh, que podem ser causados por *Brucella*. A seroprevalência da brucelose a nível animal em bovinos é de 2,4% a 18,4% (Rahman *et al.*, 2006), enquanto a seroprevalência a nível de efetivo em bovinos é de 62,5% (Pharoet *al.*, 1981). A seroprevalência a nível animal noutras espécies é de 0,7%-14,6% em cabras, 0-4,8% em ovelhas (Mustafa, 1984), 6,9% em búfalos (Rahman *et al.*, 1997). A brucelose humana é de 15% nas salas de ordenha e nos trabalhadores do sector leiteiro, 12,8% nos pastores e trabalhadores agrícolas (Rahman *et al.*, 1983) e 21,6% nos criadores de cabras (Rahman *et al.*, 1988). Islam *et al.*, (1983) estimaram a perda económica anual devida à brucelose bovina em vacas indígenas em 720 000 euros (total) e 12 000 euros por 1000 vacas cruzadas.

A prevalência da brucelose nos bovinos pode constituir um obstáculo significativo para o desenvolvimento da pecuária no Bangladesh. Assim, um diagnóstico precoce e preciso é importante para uma medida de controlo eficaz contra a brucelose. O MRT e o RBT são amplamente utilizados para o rastreio da brucelose exclusivamente em programas de erradicação. O RBT é uma técnica de aglutinação simples. Uma vez que este teste não necessita de instalações laboratoriais especiais e é simples e fácil de executar, é utilizado para o rastreio de anticorpos contra a *Brucella no soro* (Cadmuset *al.*, 2008). Estes testes foram escolhidos por serem menos complicados de executar em grande escala e/ou por não exigirem equipamento especial nem conhecimentos especializados, em comparação com outros ensaios habitualmente utilizados, como o CFT e o ELISA.

A maioria dos trabalhos de investigação realizados até à data sobre a brucelose no Bangladesh incide sobretudo na prevalência e nos factores de risco. Apenas um estudo (Rahman *et al.*, 2014) se centrou no diagnóstico molecular da brucelose, que é rápido, não é perigoso para o pessoal de laboratório e não requer um gabinete de nível 3 de biossegurança:

    a. Estimativa da prevalência e identificação dos factores de risco da brucelose em diferentes espécies de animais e no ser humano.

    b. Identificação das espécies comuns de *Brucellain* no gado e no homem no Bangladesh e determinação das características e da diversidade dos *Brucellagenotypes* que circulam no Bangladesh.

CAPÍTULO 2
REVISÃO DA LITERATURA

Nesta parte, a literatura disponível e relevante é revista, com especial destaque para o estudo serológico, bacteriológico e epidemiológico da brucelose, após uma breve panorâmica sobre a etiologia, epidemiologia, serologia, bacteriologia e prevalência. Foram efectuados vários estudos consideráveis sobre diferentes aspectos da brucelose no estrangeiro, mas ainda não foi realizado no Bangladesh nenhum trabalho sistémico sobre o gado e o ser humano.

Ahsan *et al.*, 2016 realizaram um estudo transversal para estimar a verdadeira prevalência de Brucella spp. e identificar factores/indicadores de risco aliados associados à brucelose nos distritos de Dinajpur e Mymensingh do Bangladesh. Foi colhido um total de 320 amostras de sangue aleatórias estratificadas, que foram testadas em paralelo para deteção de anticorpos contra a Brucella utilizando o método de Rosa Bengala (RBT), aglutinação lenta (SAT) e ELISA indireto e competitivo. Além disso, foi administrado um questionário estruturado a cada proprietário de rebanho doméstico para recolher informações sobre potenciais factores de risco. Foram utilizadas análises de regressão logística univariada e multivariada para identificar potenciais factores ou indicadores de risco a nível dos animais. Foi utilizada uma abordagem Bayesiana para estimar a verdadeira prevalência da brucelose, juntamente com os resultados dos testes (Se e Sp). A prevalência verdadeira estimada a nível animal nos bovinos foi de 9,70 % (95 % IPC 5,0-16 %) e nos caprinos de 6,3 % (95 % IPC 2,8-11,0 %). A sensibilidade mais elevada foi alcançada pelo teste SAT, variando entre 69,6 e 78,9 %, e o teste iELISA foi considerado mais específico (97,4 a 98,8 %) em comparação com outros testes.

Deshmukhet *al.* (2015) avaliaram 231 isolados de *Brucella*. Todos os isolados foram identificados como *B. melitensis*. Todos os isolados eram sensíveis à doxiciclina, à tetraciclina, à estreptomicina, à gentamicina, ao trimetoprim/sulfametoxazol e à ciprofloxacina, exceto a rifampicina, em que 48% das estirpes apresentavam CIMs (Concentração Inibitória Mineral) elevadas >1 mg/L). Os hotspots relacionados com a resistência à rifampicina no *gene rpoB* (subunidade *B* da polimerase do ARN) foram amplificados e sequenciados utilizando PCR e não foram encontradas *mutações no gene rpoB* em estirpes com CIMs de rifampicina >2 mg/L. Este estudo identificou *B. melitensis* como o agente etiológico da brucelose no Qatar. Não foram detectados isolados resistentes entre os agentes antimicrobianos convencionalmente utilizados.

Justineet *al.* (2015) referiram que foram detetados anticorpos *anti-Brucella* em seres humanos a 0,6 % (95 % CI: 0,1, 2,1 %); bovinos a 6,8 % (95 % CI: 5,4, 8,5 %), caprinos a 1,6 % (95 % CI: 0,4, 4,1 %) e búfalos a 7,9 % (95 % CI: 1,7, 21,4 %). Um dos dois leões incluídos na amostra deu positivo. Os bovinos apresentaram uma prevalência significativamente mais elevada de anticorpos anti *Brucella do que* as cabras (P < 0,05). Verificou-se uma seroprevalência significativamente mais elevada nas fêmeas do que nos machos e nos adultos do que nos jovens (P < 0,05). Verificou-se uma concordância de 95 % e 89 % em bovinos e caprinos, respetivamente, para o teste da placa de Rosa Bengala (RBPT) e o ensaio imunoenzimático competitivo (c-ELISA) na deteção da infeção por *Brucella*. Oito (3,5 %) das 231 amostras de leite testadas foram positivas para *Brucellaspp.* na reação em cadeia da polimerase (PCR), tendo sido detectada *Brucellaabortusbiovar* 1 no leite de bovinos. No entanto, não foram detectadas *Brucellaspp.* no leite de cabra.

Aghaaliet *al.* (2015) relataram que o primeiro estudo sobre a prevalência de brucelose em crianças assintomáticas. Mostrou que, em áreas endémicas, cerca de 4,3 % das crianças podem ter brucelose assintomática, sendo que a maioria delas pode tornar-se sintomática a curto prazo. Parece que a deteção precoce pode ajudar no tratamento atempado e na prevenção das complicações.

Denis *et al.* (2015) relataram que, com base na biotipagem, *B. abortusbiovar* 1, 3 ou 7 foi isolado em 11 (5,3%) de 207 amostras de leite. Estas 11 amostras positivas eram todas de vacas seropositivas (ou seja, 11 de 17). As colónias lisas eliminaram *B. canis* e *B. ovis, que* têm colónias rugosas. A produção de sulfureto de hidrogénio eliminou os *biovares* 5 e 6 de B. *melitensis,* B. *ceti,* B. *microti* e *B. abortus e o biovar* 1 de B. suisexcept *B. suisbiovar. A* capacidade de crescer na ausência de soro eliminou *a B. abortusbiovar* 2, que geralmente necessita de soro para crescer. *A Brucella abortusbiovar* 2, a *B. neotomae* e a *B. suisbiovar* 1 foram eliminadas pela sua incapacidade de crescer em fucsina básica. A aglutinação com soros *específicos* anti-Brucellamon A eliminou *as B. abortusbiovars* 4 e 9.

Rahmanet *al.* (2014a) analisaram um documento sobre a brucelose em seres humanos e animais domésticos no Bangladesh. Verificaram que a prevalência da brucelose variava consoante as ocupações das pessoas (2,5% - 18,6%) e as espécies de animais domésticos (3,7% em bovinos, 4,0% em búfalos, 3,6% em caprinos e 7,3% em ovinos, 4,8% em suínos, 4% em cães). A prevalência da brucelose nos seres humanos foi registada em agricultores (2,6 -21,6%), leiteiros (18,6%), talhantes (2,5%) e veterinários (5,3 - 11,1%) que têm contacto direto com animais domésticos e seus produtos ou que consomem leite cru.

Rahmanet *al.*(2014b) referiram que uma combinação de SAT-iELISA e PCR poderia ser eficaz para futuros programas de erradicação. Das 799 amostras de soro, 45 reagiram positivamente ao teste Rosa de Bengala (RBT); entre os soros RBT positivos, verificou-se que 14 soros continham *ADN de Brucella através* do rastreio específico do género IS711 utilizando PCR quantitativa em tempo real (qRT-PCR); e verificou-se que todas as 14 amostras qRT-PCR positivas continham especificamente *ADN de Brucellaabortus.*

Rahmanet *al.* (2013) referiram que a verdadeira prevalência da brucelose e as características dos testes de diagnóstico de três testes serológicos condicionalmente dependentes foram estimadas utilizando a abordagem Bayesiana na população de caprinos e ovinos do Bangladesh. A sensibilidade do iELISA foi de 92,9% nos caprinos e de 92,0% nos caprinos e 92,0% nos ovinos, com especificidades correspondentes de 96,5% e 99,5%, respetivamente. A sensibilidade e a especificidade estimadas do RBT foram de 80,2% e 99,6% nos caprinos e de 82,8% e 98,3% nos ovinos. A sensibilidade e a especificidade do SAT foram de 57,1% e 99,3% nos caprinos e de 72,0% e 98,6% nos ovinos.

Islamet *al.* (2013) analisaram um artigo sobre a *seroprevalência da brucelose entre* humanos e animais no Bangladesh e concluíram que a prevalência da brucelose variava em função da ocupação das pessoas (2,5-18,6%) e das espécies de animais (3,7% em bovinos, 4% em búfalos, 3,6% em caprinos e 7,3% em ovinos).

Rahmanet *al.* (2012) referiram que a prevalência de brucelose em cabras de bengala preta no Bangladesh era de 2,59%. A prevalência de brucelose foi significativamente mais elevada em cabras de bengala preta adultas do que em cabras jovens. A prevalência foi relativamente mais elevada em cabras de bengala preta cruzadas do que em cabras de bengala preta puras, em fêmeas do que em machos e em cabras de bengala preta prenhes do que em cabras não prenhes.

Rahmanet *al.* (2012c) referiram que, de 105 soros analisados, 7 (6,7%) e 5 (4,8%) foram considerados positivos por RBT e SAT, respetivamente. Observou-se que foi encontrada uma prevalência insignificantemente mais elevada de brucelose com base no SAT nas fêmeas (5,6%) do que nos machos (2,9%), nos animais idosos (8,1%) do que nos jovens (0,0%) e nos animais prenhes (12,5%) do que nos não prenhes (2,1%), com p>0,05. A prevalência de brucelose foi de 42,9% nos suínos abortados e de 1,6% nos suínos não abortados.

Rahmanet *al.* (2011) referiram que a brucelose foi diagnosticada em ruminantes de cinco distritos diferentes, nomeadamente Bagerhat, Bogra, Gaibanda, Mymensingh e Sirajgonj, no Bangladesh. A prevalência serológica global obtida a partir das amostras foi de 2,87% em búfalos, 2,66% em bovinos, 3,15% em caprinos e 2,31% em ovinos.

Rahmanet *al.* (2012a) efectuaram um ensaio serológico convencional de ruminantes no Bangladeche e afirmaram que os ovinos têm a prevalência mais elevada de brucelose. A seroprevalência da brucelose foi significativamente mais elevada em animais com registo prévio de aborto no caso dos búfalos, bovinos, ovinos e caprinos do que nos animais sem registo de aborto. O teste C-ELISA pode ser a escolha mais adequada para uma utilização extensiva em muitos tipos de gado e para uma estimativa exacta dos anticorpos *contra a Brucella* em ruminantes no Bangladesh.

Rahmanet *al.* (2012b) realizaram um estudo sobre a seroprevalência e os factores de risco da brucelose num grupo de indivíduos de alto risco no Bangladesh. Verificaram que a prevalência da brucelose com base nos três testes era de 4,4% numa interpretação paralela. Os resultados da análise de regressão logística de efeitos aleatórios múltiplos, com interceção aleatória para o distrito, revelaram que a seropositividade entre os indivíduos que tinham tido seropositividade em um grupo de alto risco de brucelose no Bangladesh era de 4,4%. A seropositividade entre os indivíduos que estiveram em contacto com o gado durante mais de 26 anos foi cerca de 14 vezes superior à dos que tiveram menos de 5 anos de contacto com o gado. O estudo sublinhou que o contacto com o gado, especialmente com cabras, é um fator de risco significativo para a transmissão da brucelose entre os indivíduos do grupo profissional de alto risco (HROG).

Rahmanet *al.* (2009) realizaram um estudo serológico com 120 amostras de soro de bovinos, analisadas através de um teste de aglutinação lenta e confirmadas por um ensaio imunoenzimático indireto. A seroprevalência global da brucelose em bovinos foi de 5%. Observou-se que a prevalência de *brucelose era* mais elevada nas fêmeas do que nos machos, através de reprodução natural do que artificial e que os animais com mais de 4 anos de idade eram mais susceptíveis do que os mais jovens. Foi encontrada uma prevalência mais elevada em animais abortados em comparação com animais não abortados. Finalmente, o estudo revelou que a fêmea tem mais possibilidades de ser infetada pela brucelose e que deve ser utilizado sémen saudável para a inseminação artificial (IA).

Ahasanet al.(2010) apresentaram os resultados de um estudo sero-epidemiológico em bovinos e caprinos dos distritos de Dinajpur e Mymensingh, no Bangladeche. Um total de 192 amostras de soro, 91 de bovinos e 101 de caprinos, foram analisadas utilizando o teste de Rosa Bengala (RBT). As amostras positivas, duvidosas e negativas foram posteriormente confirmadas com o teste de aglutinação lenta (SAT), o ELISA indireto e o ELISA competitivo. A prevalência serológica global obtida a partir das amostras foi de 3,30% e 1,98% em bovinos e caprinos, respetivamente. A taxa mais elevada de *anticorpos contra a Brucella* foi registada em bovinos com mais de 48 meses e em caprinos com idades compreendidas entre os 25 e os 48 meses, em fêmeas do que em machos, em bovinos por reprodução natural do que por reprodução artificial e em caprinos por reprodução externa do que por reprodução consanguínea.

Mumaet al. (2009) relataram a eficácia do teste de Rosa Bengala (RBT) e do ensaio de polarização de fluorescência (FPA) para diagnosticar a brucelose bovina em áreas endémicas, tendo sido comparada a concordância entre os testes RBT e FPA (n=319). Verificou-se uma concordância de 79,3% entre o RBT e o FPA (Kappa=0,59; erro padrão=0,05; p=0,000) e uma elevada correspondência entre pontuações elevadas do RBT e resultados positivos do FPA, sugerindo que os soros com pontuações elevadas do RBT podem não necessitar de confirmação com testes como o ELISA competitivo ou o CFT. Os pontos de corte de FPA elevados tinham maior probabilidade de não detetar animais com títulos de anticorpos baixos.

Sahinet al.(2008) afirmaram que a brucelose bovina, causada por *Brucellaabortus,* é um problema significativo tanto para a saúde pública como para a saúde animal na Turquia. Um total de 626 amostras de soro de bovinos obtidas de 27 efectivos com um historial de abortos foi examinado para deteção de *anticorpos contra a Brucella* por RBPT, SAT e ELISA. Dos soros de bovinos analisados, 221 (35,30%), 206 (32,92%) e 247 (39,45%) foram considerados positivos por RBPT, SAT e ELISA, respetivamente.

Berheet al. (2007) observaram que a idade e o tamanho do rebanho não afectaram significativamente a seropositividade à brucelose. Os animais com mais de 3 anos de idade tiveram uma seroprevalência mais elevada de brucelose em comparação com os animais com 0,6-3 anos de idade. Registou-se uma seroprevalência mais elevada nas explorações com 21-50 animais (0,30%), seguidas das que tinham 1-20 animais (0,30%). As explorações com mais de 50 animais foram negativas para anticorpos. A prevalência mais elevada foi registada em animais de uma só paridade (0,53%), seguidos dos animais com várias paridades (0,39%) e sem paridade (0%).

Hussienet al.(2007) revelaram que a prevalência da infeção por *Brucella* spp. entre os seres humanos na província de Assiut, Egipto, foi estimada utilizando o teste da placa de Rosa Bengala (RBPT) e ELISA. Foram analisadas as amostras de soro de 127 doentes e 23 indivíduos aparentemente saudáveis. A seroprevalência da brucelose entre os seres humanos na província de Assiut foi de 32,3%. Os indivíduos profissionalmente expostos ao gado, incluindo agricultores (40,3%) e veterinários (18,2%), representavam um grupo de alto risco de infeção. O caso positivo num talhante registado no estudo reflecte a possibilidade de os trabalhadores dos matadouros contraírem a infeção. As infecções dos grupos profissionais, incluindo estudantes (44,4%), crianças (40%), trabalhadores manuais (14,3%) e outros (66,7%), explicam o papel do consumo de leite cru e de produtos lácteos, bem como de carne, fígado e baço inadequadamente cozinhados na propagação da doença entre os seres humanos. Foi registada uma prevalência mais elevada nos homens (36,6%) do que nas mulheres (26,8%).

Rajuet *al.*(2007) recolheram 245 amostras de soro de 125 bovinos e 120 búfalos e efectuaram o rastreio da brucelose. O rastreio foi efectuado através de testes serológicos como RBPT, STAT, EDTA- STAT, MET e dot-ELISA. A seroprevalência global registada foi de 19,00, 20,83; 20,00, 13,33; 14,40, 11,66; 17,60, 15,00 e 6,00,0,00 por cento por RBPT, STAT, EDTA-STAT, MET e dot-ELISA em bovinos e búfalos, respetivamente.

Robles *et al.*(2007) determinaram a prevalência de brucelose em cabras da província de Mendoza. Foram obtidas 8377 amostras de soro pertencentes a 566 explorações. O teste serológico utilizado foi o BPA. 28,1% das explorações foram positivas, com uma prevalência que variou entre 6,7% e 0%. Os 5,7% dos soros processados foram positivos com BPA (Antigénio de Placa Tampão).

Vikrant *et al.*(2007) registaram o diagnóstico de brucelose na região de Garwhal, em Uttarakhand, na Índia. Foi demonstrado que 5,50% dos animais eram positivos pelo teste de aglutinação tubular padrão (STAT), com 4,30% de bovinos, 4,44% de búfalos, 10,71% de ovinos e 5,36% de caprinos positivos. Com o teste da placa Rosa de Bengala (RBPT) e o ELISA, 7,69 e 7,91% do total das amostras foram positivas, respetivamente. *Registou-se uma* concordância superior a 95% para os pares de testes STAT vs. RBPT e STAT vs. ELISA em todas as espécies. A concordância mais elevada, de 98,21%, foi registada para STAT vs. RBPT em caprinos.

Kuralkaret *al.*(2006) relataram a prevalência da brucelose numa exploração leiteira organizada em Maharashtra, na Índia. Um total de 1167 bovinos cruzados (176 machos e 991 fêmeas) com mais de 6 meses de idade foram testados para a brucelose entre 1989 e 2000. 29 animais (2,48%) foram positivos para anticorpos contra *Brucellaspp.* Durante o período de estudo, foram obtidos 672 partos e ocorreram também 13 abortos. 32 vacas tiveram retenção de placenta e 4 vacas produziram vitelos nados-mortos.

Ruiz-Fonset *al.*(2006) mostraram que aproximadamente 10% dos jovens adultos e 28% dos javalis adultos em explorações abertas no sul de Espanha eram seropositivos para a brucelose. Em comparação, em javalis de explorações vedadas, a incidência de seropositividade foi de aproximadamente 32% e 38% em jovens adultos e adultos, respetivamente.

Subashet *al.* (2006) relataram a seroprevalência em bovinos e búfalos do sector organizado (Goshala e Tabela) e do sector não organizado. O teste de placa de Rosa Bengala (RBPT) foi utilizado para o rastreio rápido de soros e as amostras que apresentaram uma reação positiva foram submetidas ao teste de aglutinação em tubo de soro (STAT). Foi recolhido um total de 859 bovinos e 133 búfalos. Os resultados do teste de soroaglutinação em tubo nos soros que apresentaram uma reação positiva ao teste de rastreio indicam que a presença de brucelose é de aproximadamente 41,79% nos bovinos e 25,56% nos búfalos. A prevalência da brucelose foi maior no gado do sector organizado (Goshala) em comparação com o sector não organizado.

Teshaleet *al.*(2006) verificaram a seroprevalência em ovinos e caprinos de duas regiões pastoris da Etiópia, nomeadamente Afar e Somali, de novembro de 2004 a abril de 2005. Foram testados soros de 2000 ovinos e caprinos utilizando o teste da placa de Rosa Bengala (RBPT) e o ensaio de imunoabsorção enzimática indireta (i-ELISA). Dos 2000 soros testados, 1,9% (n=⁻ 38) foram positivos ao RBPT e 9,7% (n=193) foram positivos ao i-ELISA.

Wataraiet *al.* (2006) analisaram 115 javalis selvagens de quatro prefeituras no Japão e concluíram que aproximadamente 7,5 % eram seropositivos para a brucelose. A dose infecciosa mínima de *B. suis para* os seres humanos situa-se na gama de 10-100 unidades formadoras de colónias e há muitos casos de infeção humana devido à manipulação de javalis selvagens e selvagens infectados. A incidência de *B. suis nas* populações de javalis selvagens atingiu um nível muito elevado no sul de Espanha e constitui uma ameaça grave tanto para os suínos domésticos locais como para os caçadores e profissionais de saúde animal.

Al Dahouket *al.* (2005) efectuaram um estudo de seroprevalência e descobriram que a seroprevalência da brucelose era de 22% dos soros de javalis na Alemanha.

Aminet *al.* (2005) investigaram a prevalência de *anticorpos contra a Brucella* no soro de 120 vacas na exploração leiteira da Universidade Agrícola do Bangladesh e em aldeias adjacentes. Foi obtida a história epidemiológica e foi colhido sangue das vacas. As amostras de soro foram submetidas ao teste de Rosa Bengala (RBT) e ao *teste de* aglutinação em placas (PAT) para o rastreio inicial de *anticorpos contra a Brucella*. As amostras de soro positivas foram depois submetidas ao teste de aglutinação em tubo (TAT) para confirmação adicional. Registou-se uma taxa mais elevada de anticorpos *contra a Brucella* nas explorações rurais (5,0%) do que nas explorações organizadas (2,5%) e nas vacas prenhes (5,9%) do que nas vacas não prenhes (4,7%). Foram registados 3 (4%) casos de anticorpos *positivos para Brucella* em vacas com mais de 4 anos e 1 (2,3%) caso positivo em vacas com menos de 4 anos.

Asgharet *al.*(2005) relataram a seroprevalência da brucelose ovina durante rituais. De 374 amostras de soros de ovinos, 29 amostras foram positivas no RBT, com uma seroprevalência de 7,75%. 43 amostras foram positivas por ELISA, 24 das quais também foram positivas por RBT. O teste ELISA teve uma sensibilidade e especificidade comparáveis às do RBT, mas detectou mais amostras positivas do que o RBT. O baixo valor preditivo positivo do ELISA neste estudo foi provavelmente um reflexo da menor especificidade do teste em comparação com o RBT.

Eshetuet *al.* (2005) determinaram a seroprevalência da brucelose em bovinos leiteiros de Addis Ababa, Etiópia. Foi obtida uma seroprevalência mais baixa (5%) utilizando o SAT. Foi observada uma seroprevalência de 10% nos animais positivos tanto ao RBPT como ao SAT e posteriormente testados por CFT. O título de anticorpos mais elevado registado para a SAT foi de 1:320, enquanto que para a CFT foi de 1:80. Verificou-se uma concordância significativa entre os 3 testes. A razão de probabilidades da seropositividade e dos conhecimentos sobre a brucelose mostrou que havia um risco duas vezes maior de seropositividade nas explorações com tratadores e pessoal de gestão com conhecimentos inadequados sobre a brucelose, em comparação com as que tinham conhecimentos adequados. A associação mais baixa entre seropositividade e aborto observada neste estudo pode dever-se a um registo deficiente do historial das vacas e à elevada rotatividade do pessoal de assistência das explorações.

Vikrant *et al.* (2005) avaliaram a exatidão de várias técnicas de imunodiagnóstico e determinaram a seroprevalência da brucelose em Garhwal, Uttaranchal, Índia. As 455 amostras de sangue colhidas de bovinos (n=186), búfalos (n=45), ovinos (n=56) e caprinos (n=168) entre 15 de janeiro e 15 de maio de 2003 foram analisadas utilizando o teste de aglutinação em tubo padrão (STAT), o teste de aglutinação em placa de Rosa Bengala (RBPT) e o ELISA. Os resultados revelaram que o ELISA detectou mais ovinos e caprinos seropositivos, enquanto o RBPT detectou mais seropositivos em bovinos (7,53%), e igual número de búfalos seropositivos (6,67%) foi detectado por ambos os testes, tendo-se observado que o STAT (5,5%) foi o menos sensível entre as técnicas de diagnóstico.

Erdenebaataret *al.* (2004) mencionaram que a brucelose é uma zoonose importante e que a vigilância serológica é essencial para o seu controlo. No entanto, as reacções cruzadas de células vivas atenuadas de *Brucellaabortusestirpe* 5-19 e *B. melitensisestirpe* Rev-1 com *Yersinia enterocolitica09* ou soros de animais vacinados interferem com o diagnóstico serológico preciso através do teste de Rosa Bengala (RBT). Por conseguinte, utilizaram o ELISA com extractos de sarcosina da *estirpe* 544 de *B. atlonus* virulenta para eliminar os falsos positivos entre os soros positivos do RBT. Na Mongólia, foram colhidas 697 amostras de soro de seres humanos e animais de 23 manadas nómadas. Os efectivos foram classificados em três grupos: brucelose endémica (BE), brucelose suspeita (BS) ou *vacinados contra a brucelose* (BV). O número de 295 animais (43,0%) foi positivo pelo RBT, mas 206 (69,8%) destes foram positivos de acordo com o ELISA.

Jackson *et al.*(2004) efectuaram um estudo transversal sobre a seroprevalência da brucelose em bovinos, ovinos e caprinos no Kosovo em 2001. Um total de 12000 amostras de soro de 7941 bovinos, 3548 ovinos e 511 caprinos foram analisadas utilizando o teste de Rosa Bengala (RBT). Os resultados duvidosos e positivos foram posteriormente testados com ELISA competitivo (c-ELISA) e ELISA indireto (i-ELISA).

Kuroda *et al.*(2004) avaliaram a prevalência da brucelose bovina na microrregião de Botucatu, São Paulo, Brasil. Foram coletados soros de 1789 bovinos pertencentes a 96 rebanhos e submetidos ao Teste da Placa Rosa Bengala (RBPT), Teste de Aglutinação (AGT), Teste do 2-Mercaptoetanol (2-ME) e Teste de Fixação do Complemento (CFT). A prevalência regional foi de 3,6% e 42,7% dos rebanhos apresentaram pelo menos um animal positivo. A análise estatística dos resultados obtidos caracterizou concordância moderada entre o AGT e o CFT, enquanto o RBPT e o 2-ME apresentaram concordância perfeita com o CFT.

Saleemet *al.* (2004) revelaram que a percentagem total de brucelose ovina utilizando RBPT foi de 13,3%, sendo de 10,6% nas ovelhas e de 65,6% nos carneiros. Verificou-se que os extractos do fluido fetal e peritoneal e do estômago apresentaram uma taxa de incidência elevada, atingindo 60, 64 e 64%, respetivamente. Seis isolados foram colhidos de fetos abortados e foram classificados e serotipados como *Brucellamelitensisbiótipo* Ill. O estudo mostrou um aumento na incidência da brucelose ovina em comparação com os anos anteriores. O estudo também enfatizou os diferentes aspectos epidemiológicos e a prevalência da doença.

Singh *et al.* (2004) determinaram a seroprevalência da brucelose bovina em explorações organizadas em Punjab, na Índia. Foi efectuado um inquérito serológico em 6 explorações leiteiras organizadas em Punjab, na Índia, utilizando o teste da placa de Rosa Bengala (RBPT), o *teste de* aglutinação em tubo padrão (STAT) e o Avidin-biotin ELISA (A-B ELISA). Verificou-se que a seroprevalência era significativamente (P<0,05) inferior nas explorações bem geridas em comparação com as explorações mal geridas. A taxa de seroprevalência foi significativamente mais elevada nos bovinos (14,7%) quando comparada com a dos búfalos (11,4%). Para comparar a sensibilidade e a especificidade do RBPT e do STAT, foi utilizado o teste A-B ELISA como padrão de ouro. Revelou-se que a sensibilidade do KIWI (88,46%) era superior à do STAT (46,15%), enquanto a especificidade do STAT (98,31%) era ligeiramente superior à do RBPT (97,75%). A seroprevalência global da brucelose foi de 12,7% e aumentou com a idade.

Starnes *et al.* (2004) relataram dois casos de brucelose em membros de um clube de caça que tinham abatido e preparado carne de javalis.

Aggadet *al.*(2003) efectuaram um estudo serológico de 230, 172 e 142 soros de caprinos, bovinos e ovinos, respetivamente, na Argélia, para estimar a incidência da *brucelose* durante o ano de 2002. Os resultados mostraram que a incidência de brucelose em caprinos, bovinos e ovinos era de 2,22, 2,35 e 1,42%, respetivamente.

Ferreira *et al.*(2003) avaliaram um teste de Rosa Bengala modificado (mRBT) e um ELISA indireto (IELISA) com a proteína G como conjugado, para o diagnóstico da brucelose da *infeção por Brucella melitensis* e a sua eficiência diagnóstica foi comparada com a do teste padrão de Rosa Bengala (sRBT) e do teste de fixação do complemento (CFT). Todos os testes revelaram uma especificidade de 100% quando testados os soros de 212 ovinos *sem Brucella*. Ao testar os soros de 219 ovinos positivos *para a cultura de Brucellamelitensis*, tanto o teste mRBT como o teste iELISA foram mais sensíveis (98,6 e 96,8%, respetivamente) do que os testes RBT e CFT (95,0 e 92,7%, respetivamente), sugerindo que os testes mRBT ou iELISA poderiam substituir com vantagem o atual procedimento RBT utilizado como teste de rastreio.

Rajesh *et al.* (2003) efectuaram a seroprevalência da brucelose na população bovina de Kerala (Índia) utilizando o teste de aglutinação rápida em placa (RPAT) e o teste de aglutinação em tubo padrão (STAT) e a seroprevalência foi de 1,95%.

Adoneet *al.* (2002) concluíram que os resultados deste estudo indicavam que o antigénio combinado S99/RB51 utilizado no teste de FC, devido à sua especificidade e sensibilidade, poderia ser utilizado em sistemas de vigilância da brucelose animal para melhorar a eficiência do rastreio preliminar dos efectivos.

Luceroet *al.*(2002) descreveram a sensibilidade e a especificidade de um ensaio imunoenzimático indireto para o diagnóstico da *infeção por Brucellacanis* em cães.

Ortiz *et al.* (2002) efectuaram um teste de rastreio e afirmaram que a utilização do sistema DAVIH BRU2 é recomendada devido à sua elevada sensibilidade e especificidade.

Rathoreet *al.*(2002) efectuaram um estudo serológico e concluíram que o teste ELISA era comparativamente mais sensível do que os outros testes. No entanto, o RBPT e o

STAT são mais baratos, mais fáceis de executar, mais cómodos e deram resultados comparáveis aos do ELISA. A elevada incidência em explorações organizadas pode dever-se à prática extensiva de inseminação artificial nessas explorações. Das 377 amostras de soro testadas, 20 amostras (5,31%) foram consideradas positivas para anticorpos contra *Brucellaby* ELISA. Quinze amostras eram de bovinos (8,98%) e cinco amostras eram de búfalos (2,38%). O RBPT e o STAT deram resultados negativos para todas as amostras.

Guarinoet *al.*(2001) afirmaram que o ELISA utilizado no presente estudo se revelou mais sensível do que o RBT, pelo que pode ter uma utilização potencial como teste de rastreio para a deteção de surtos de brucelose em búfalos, desde que o CFT seja aplicado para confirmar os resultados positivos obtidos. Uma vez que os testes serológicos convencionais ainda não foram normalizados para os búfalos de água, o ELISA indireto utilizado é o único teste normalizado conhecido até à data para diagnosticar a brucelose nesta espécie.

Nielsen e Gall (2001) afirmaram que o ensaio de polarização por fluorescência (FPA) se baseia nas diferenças de rotação entre uma pequena molécula de antigénio solúvel em solução (marcada com um fluorocromo) e a molécula de antigénio complexada com o respetivo anticorpo. A tecnologia FPA foi desenvolvida e validada para o diagnóstico serológico da brucelose em bovinos, suínos, ovinos, caprinos, bisontes e cervídeos. A reatividade cruzada suficiente dos epítopos comuns de *Brucellaabortus, B.* melitensis *e Brucellasuis0-* polissacárido (OPS) permitiu a utilização de um único antigénio para todas as espécies de *Brucella* lisa *e* animais. A exatidão do *FPA foi* igual ou superior à obtida com outros testes serológicos, tais como o teste de aglutinação em placa com antigénio tamponado (BAPT), o teste do anel em leite (MRT), o teste de fixação do complemento (CFT), o ensaio imunoenzimático indireto (iELISA) e o ensaio imunoenzimático competitivo (cELISA).

Biancifioriet *al.*(2000) afirmaram que o I-ELISA para o diagnóstico da brucelose devida a *B. melitensis em* ovinos e caprinos foi avaliado e a sua capacidade de discriminar animais vacinados de animais infectados foi avaliada. São fornecidas informações que indicam que o cELISA tem uma sensibilidade de diagnóstico (99,4%) e uma especificidade (98,9%) em ovinos e caprinos comparáveis às de muitos métodos ELISA indirectos normalizados. Além disso, o teste demonstrou ser capaz de distinguir entre animais vacinados e infectados com uma exatidão de até 90% e uma reprodutibilidade de resultados de 93%. Concluiu-se que o cELISA poderia ser útil para a diferenciação de ovinos e caprinos vacinados contra o Rev.1 e naturalmente infectados.

Iyisanet *al.* (2000) investigaram amostras de soro de bovinos e ovinos. Todas as amostras de soro foram testadas com o teste de Rosa de Bengala (12131) como teste de despistagem e os soros positivos foram testados com o teste de fixação do complemento (CFT) como teste de confirmação. A prevalência da brucelose foi de 1,43% para os bovinos e de 1,97% para os ovinos.

Kubuaforet *al.* (2000) efectuaram um estudo serológico e testaram um total de 183 bovinos, incluindo 54 touros, 53 vacas leiteiras, 76 novilhas e 44 vitelos, no distrito de Akwapim-South, no Gana, para deteção de anticorpos contra *Brucella abortus,* utilizando o teste da placa de Rosa Bengala (RBPT). Os resultados indicaram que os bovinos no distrito de Akwapim-South estavam infectados com *Brucella*, com *uma* seroprevalência média de 6,6%. Não se registou qualquer diferença na seroprevalência entre as fêmeas 11/129 (8,5%) e os machos 1/54 (1,9%), nem entre as três raças diferentes de gado (Sanga, chifre curto da África Ocidental (WASH e Fulani branco) na área de estudo. No entanto, registou-se um aumento significativo da seropositividade em função da idade.

Olayinkaet *al.* (2000) realizaram um estudo para determinar a prevalência da brucelose em bovinos abatidos em Ibadan, na Nigéria, e a possibilidade de suscetibilidade da raça à seleção. Foram colhidas amostras de sangue de 398 bovinos (111 touros e 287 vacas) abatidos no matadouro municipal de Bodija. As amostras de soro foram depois testadas para detetar indícios de brucelose utilizando o teste da placa de Rosa Bengala (RBPT) para o rastreio e o teste de sero-aglutinação (SAT) para o teste de confirmação. Dos 3913 soros testados, 25 (6,28%) foram positivos ao RBPT, enquanto apenas 17 (4,27%) foram positivos ao SAT. Das 17 amostras de soros que deram positivo tanto para RBPT como para SAT, 12 (4,18%) e 5 (4,50%) eram do sexo feminino e masculino, respetivamente. Não se registaram diferenças significativas na taxa de prevalência.

CAPÍTULO 3
MATERIAIS E MÉTODOS
3.1   Áreas de estudo e população
3.1.1 População animal
A área de estudo incluiu os distritos de Mymensingh, Jamalpur, Rangpur, Kurigram, Bagerhat e Gaibandha e a Central Cattle Breeding and Dairy Farm (CCBDF), propriedade do Governo, em Savar, Dhaka, no Bangladesh. Na primeira população, o efetivo pecuário total era de 1043 animais (quadro 5). Na segunda população, foram estudados 913 bovinos, 99 búfalos, 40 ovinos, 50 caprinos e 350 seres humanos. Estas áreas foram escolhidas devido ao facto de a população de gado ser elevada, além de serem áreas pobres e as pessoas estarem muito habituadas a criar gado desde o início da sua agricultura. Como tal, a criação de gado é mais vantajosa do que a produção de outras culturas, razão pela qual criam o gado. A CCBDF é a maior exploração agrícola do Bangladesh, tendo como principais objectivos a produção de novilhas e touros cruzados para distribuição aos agricultores, a recolha de sémen de touros testados para continuar a apoiar o programa nacional de inseminação artificial e o fornecimento de leite ao público. Durante os últimos 28 anos, esta exploração mantém em média um efetivo de cerca de 3500 bovinos. As raças Holstein Friesian, Sahiwal e os bovinos cruzados são utilizados principalmente para a produção de sémen. O sistema de maneio dos animais é intensivo e só se recorre à inseminação artificial para efeitos de reprodução e controlo de doenças. As raças mais comuns são as autóctones e os seus cruzamentos com as raças Holstein Frísia, Sahiwal e cruzadas. No caso dos machos, foram colhidos testículos de orquite de um macho (figura 6) e de um touro (figura 19).
3.1.2 População humana
350 pacientes humanos com PUO (pirexia de origem desconhecida) foram definidos como aqueles com temperaturas corporais superiores a 38°C em várias ocasiões e durante um período de três semanas. Os doentes foram seleccionados no Mymensingh Medical College Hospital, Mymensingh, Bangladesh. Mais de 85% da população desta zona vive em aldeias e a sua principal fonte de rendimento é a criação de gado baseada em culturas. O consumo de leite não pasteurizado e de produtos lácteos é muito invulgar para estes aldeões. O leite é normalmente consumido depois de fervido, embora os ordenhadores bebam ocasionalmente leite cru durante a ordenha. As amostras de sangue dos doentes com UPO foram colhidas aleatoriamente todos os dias. Todos os dias, cerca de 1500-2000 doentes visitam as instalações de consulta externa do Mymensingh Medical College Hospital, Mymensingh, Bangladesh. Foram colhidas amostras de sangue de um total de 350 doentes entre março de 2012 e fevereiro de 2013.

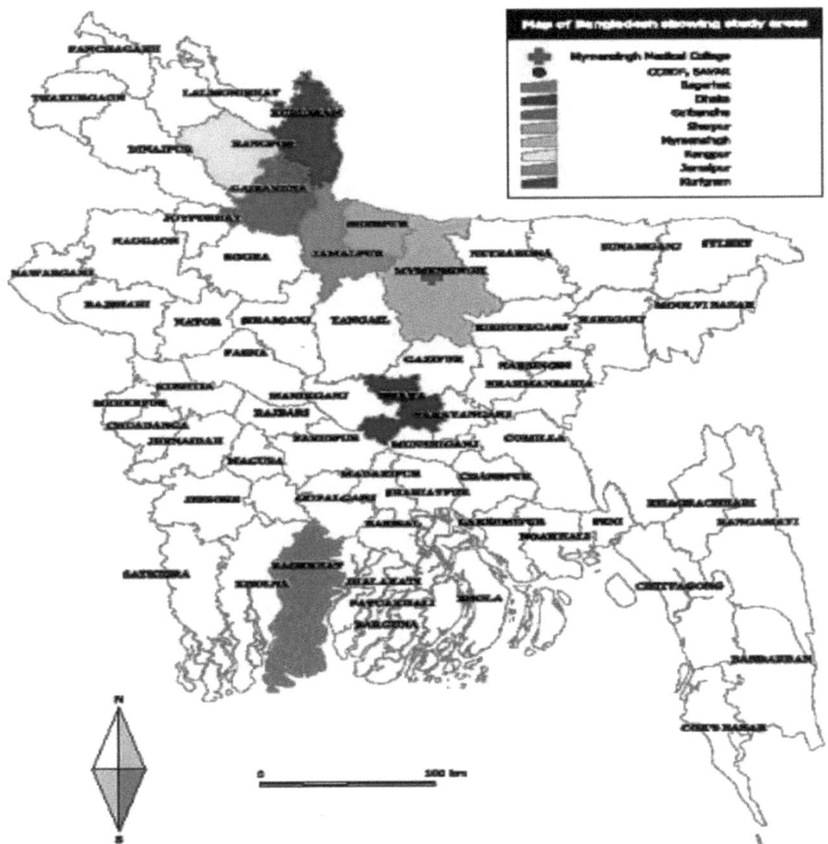

Figura 1: *Mapa do Bangladesh com a área de estudo*

3.2 Recolha de amostras de sangue e de dados.

Foram colhidas 2145 amostras de sangue (de uma população de 2 animais) nos distritos de Mymensingh, Jamalpur, Rangpur, Kurigram, Bagerhat e Gaibandha e na Central Cattle Breeding and Dairy Farm (CCBDF), propriedade do Governo, em Savar, Dhaka, no Bangladesh. Foi concebido um questionário para recolher dados sobre o animal e o efetivo durante a colheita de sangue. Foram colhidos cerca de 5 ml de sangue de cada animal por venopunção jugular com agulhas descartáveis e tubos de venojecção, rotulados e transportados para o laboratório numa caixa de gelo (após coagulação) nas 12 horas seguintes à colheita. As amostras de sangue foram conservadas no frigorífico (2-8 °C) no laboratório e, um dia depois, os soros foram separados por centrifugação a 8000 x g durante 15 minutos. Cada soro foi etiquetado para identificar o animal e armazenado a -20 °C. As amostras de sangue colhidas noutros distritos foram processadas no FDIL (Field Disease Investigation Laboratory), BLRI regional, BAU e os soros foram armazenados a -20 °C e convenientemente transferidos para o laboratório do Departamento de Medicina da Universidade Agrícola do Bangladesh e armazenados a uma temperatura de -80 °C.

3.3 Análise de amostras de soro

3.3.1 Teste serológico:

Os testes serológicos RBT e MRT foram efectuados no departamento de medicina da BAU e no FLI, em Jena, Alemanha, e também SAT, CFT e iELISA no laboratório de referência do OIE para a brucelose, Instituto Federal de Investigação em Saúde Animal, Friedrich-Loeffler-Institut (FLI), em Jena, Alemanha.

3.3.2 Teste molecular:

Os testes moleculares foram efectuados como PCR convencional no Departamento de Microbiologia e Higiene da BAU e como PCR em tempo real no Laboratório de Referência do OIE para a Brucelose, Instituto Federal de Investigação para a Saúde Animal, Friedrich-Loeffler-Institut, (FLI), Jena, Alemanha.

O protocolo do estudo foi aprovado quanto aos aspectos éticos pelo Comité de Revisão Ética do Mymensingh Medical College Hospital, Mymensingh, Bangladesh. Foi obtido o consentimento escrito informado de todos os indivíduos antes da colheita de sangue. O feto abortado (figura 5) foi colhido no Mymensingh Medical College Hospital, Mymensingh. As amostras de leite dos animais de criação foram colhidas durante a ordenha de rotina na exploração. A placenta e as zaragatoas vaginais dos animais de criação foram colhidas após o aborto, quando foi necessário restringir minimamente os animais. O consentimento verbal dos proprietários das explorações foi obtido antes da recolha de leite, placenta (figura 9-15), feto (figura 4-5), fluido higrométrico (figura 7-8) e esfregaços vaginais dos seus animais. Foram colhidas aleatoriamente amostras de leite positivas no teste do anel em leite (MRT) de búfalas e bovinos. Além disso, foram utilizadas amostras convenientes de placentas (figura 9), esfregaços vaginais e líquido higromático de diferentes animais (bovinos, búfalos, cabras e ovelhas) para isolar *Brucella* spp. e detetar o ADN específico do género e da espécie de *Brucella*.

As informações foram coletadas por meio de entrevistas pessoais face a face. Os questionários foram preenchidos com informações sobre idade, sexo, habilitações literárias, profissão, residência, tipo de doente, consumo de leite não pasteurizado, contacto com gado (sim ou não), animais manuseados e duração do contacto em anos, tipo de pirexia, presença de artralgia, sudação e lombalgia (sim ou não). Cerca de 5 ml de sangue foram colhidos com agulha descartável e tubos de venojecção, depois etiquetados e transportados para o laboratório em caixa de gelo (após coagulação) no prazo de 10 horas após a colheita. As amostras de sangue foram conservadas no frigorífico (2-8°c) no laboratório e, um dia depois, os soros foram separados por centrifugação a 8000 g durante 15 minutos. Cada soro foi etiquetado para identificar o indivíduo e armazenado a -20°c. Cada soro foi dividido em dois tubos, cada um contendo cerca de 1 ml de soro. Todas as amostras de sangue foram testadas em paralelo utilizando os testes RBT, MRT, SAT, CFT, iELISA, PCR em tempo real específica do género e PCR em tempo real específica da espécie no laboratório de referência do OIE para a brucelose, Instituto Federal de Investigação em Saúde Animal, Friedrich-Loeffler-Institut (FLI), Jena, Alemanha. Os testes moleculares foram efectuados por PCR convencional no laboratório do Department of Microbiology & Hygiene, Bangladesh Agricultural University, Mymensingh, Bangladesh.O teste do anel do leite (MRT), o teste do rosa de Bengala (RBT), a cultura de bactérias, o CFT, o SAT, o ELISA e a PCR em tempo real foram efectuados no Instituto Federal de Investigação Animal, em Jena, na Alemanha; por outro lado, o teste do anel do leite (MRT), o teste do rosa de Bengala (RBT), a cultura de bactérias, o CFT, o SAT, o ELISA e a PCR convencional foram efectuados no Departamento de Medicina e no Departamento de Microbiologia e Higiene da Universidade Agrícola do Bangladesh, em Mymensingh. As culturas bacterianas não foram bem sucedidas no laboratório de referência da OIE para a brucelose, no Instituto Federal de Investigação para a Saúde Animal, Friedrich-Loeffler-Institut, (FLI), Jena, Alemanha, no Departamento de Medicina e no Departamento de Microbiologia e Higiene da Universidade Agrícola do Bangladesh, Mymensingh.

Para os testes serológicos, foram colhidas assepticamente amostras de sangue venoso da veia jugular de bovinos sexualmente maduros do sexo feminino. Na primeira população animal, foi colhido um total de 1043 amostras de sangue e de leite de vacas da Central Cattle Breeding and Dairy Farm, Savar, Dhaka e de todas as Upazilas de Mymensingh, Jamalpur, Rangpur e do distrito de Gaibandha do Bangladesh (quadro 1), tendo sido realizada entre março de 2013 e fevereiro de 2014.

Foram também recolhidas amostras de leite das mesmas vacas. Na altura da amostragem, foram registados dados baseados em questionários sobre a idade, o sexo, a raça, a localização, o estado de parto, o historial de doenças e a paridade. O teste do anel em leite (MRT) e o teste do rosa de Bengala (RBT) foram efectuados com as amostras de leite e de sangue, respetivamente, como testes de rastreio da brucelose, sendo de referir que a estirpe 1119-3 de *Brucellaabortus* (Dae Sung Microbiological lab, Coreia do Sul) foi utilizada para o RBT.

Teste Rosa de Bengala (RBT)

O RBT foi efectuado de acordo com o procedimento descrito por Uddinand Rahman (2007). As amostras de soro de teste com antigénio de *Brucellaabortus* (William James House, Cowley Rd. Cambridge, CB4 OWX, Reino Unido) foram mantidas à temperatura ambiente durante 1 hora antes do início do teste. Colocaram-se 30 ml de cada soro a testar numa placa de vidro com um círculo de cerca de 2 cm de diâmetro. Em seguida, agitou-se suavemente o frasco de antigénios e colocaram-se 30 ml de antigénio ao lado de cada um dos soros. Em seguida, a placa foi colocada num rotador mecânico a 80-100 rpm durante 4 minutos e a leitura foi feita imediatamente. Qualquer aglutinação ou precipitação foi considerada positiva, ao passo que a ausência de reação indicava a ausência de antigénio *de Brucella* nos soros (Figura 2).

Teste Rosa de Bengala (RBT)

O RBT foi efectuado de acordo com o procedimento descrito por Alton *et al.* (1988). A descrição pormenorizada do procedimento de ensaio pode ser encontrada em Rahmanet *al.* (2013).

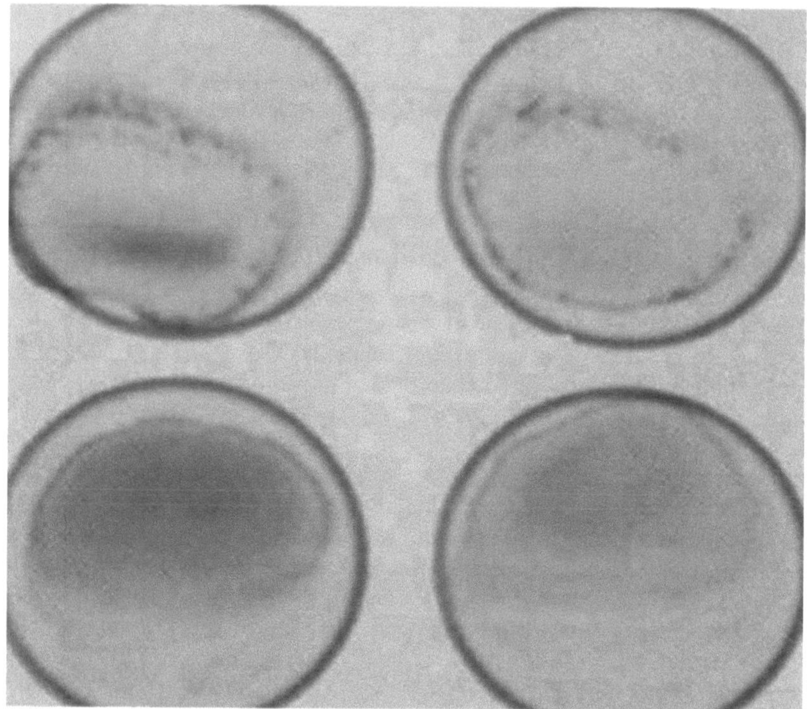

Figura 2: Teste de Rosa de Bengala (RBT). Linha superior positiva e linha inferior negativa.

Teste do anel de leite (MRT)

O teste do anel de leite foi efectuado seguindo as instruções do fabricante. Em resumo, o antigénio foi mantido à temperatura ambiente (18-23°C) durante 1 hora antes de iniciar o teste. Após uma mistura adequada, foram adicionados 1,0 ml de amostra de leite e 50 ml de reagente de antigénio MRT em cada tubo. O leite e o reagente MRT foram misturados em vórtex e incubados durante 1 hora a +37 °C e depois entre +2 °C e +8 °C durante 18 a 20 horas. O resultado foi considerado positivo se o anel de creme tiver uma cor igual ou superior à do leite subjacente e negativo se o anel de creme tiver uma cor inferior à do leite subjacente (Figura 3).

Para os testes serológicos, foram colhidas, de forma asséptica, amostras de sangue venoso da veia jugular de bovinos de ambos os sexos, sexualmente maduros. Foram também recolhidas amostras de leite das mesmas vacas. Na altura da amostragem, foram registados, com base num questionário, os dados relativos à idade, ao sexo, à raça, à localização, ao estado de parto, ao historial de doenças, à paridade e à situação económica do proprietário. O Teste do Anel em Leite (MRT) e o Teste Rosa de Bengala (RBT) foram efectuados com as amostras de leite e de sangue, respetivamente, como teste de rastreio da brucelose.

Na segunda população animal, foram colhidas aleatoriamente amostras de sangue de 1102 bovinos leiteiros, originários dos distritos de Bgerhat, Kurigram e Mymensingh, entre março de 2014 e fevereiro de 2015.

Teste do anel de leite (MRT)

O teste do anel do leite (MRT) numa amostra individual de leite foi efectuado de acordo com as instruções do fabricante. Em resumo, o antigénio foi mantido à temperatura ambiente (18-23°C) durante 1 hora antes de iniciar o teste. Após uma mistura adequada, foram adicionados 1,0 ml de amostra de leite e 50 al de MRT de antigénio em cada tubo. O leite e o reagente MRT foram misturados em vórtex e incubados durante 1 hora a +37 °C e depois entre +2 °C e +8 °C durante 18 a 20 horas. O resultado foi considerado positivo se o anel de creme tiver uma cor igual ou superior à do leite subjacente e negativo se o anel de creme tiver uma cor inferior à do leite subjacente.

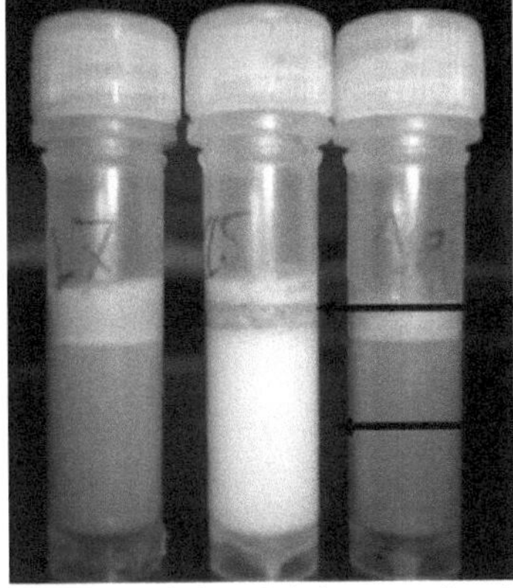

Figura 3: Teste do anel de leite. O leite no tubo do meio indica um resultado positivo, mostrando um anel de creme mais colorido do que o leite subjacente; o leite nos dois tubos dos cantos indica um resultado negativo, mostrando um anel de creme menos colorido do que o leite subjacente.

Extração de ADN e PCR

O ADN foi extraído das amostras de leite utilizando o kit Wizard Genomic DNA Purification Kit (Promega, EUA) de acordo com as instruções do fabricante e, em seguida, procedeu-se à PCR. Em seguida, foram dispensados 23 l de mistura de reação em cada um dos tubos de PCR e adicionados 2 l de modelo de ADN de cada amostra ao respetivo tubo, misturando bem com a ajuda da micropipeta. Os tubos foram colocados num termociclador de vinte e quatro poços (Eppendorf, Alemanha). Em seguida, a temperatura do termociclador foi regulada de acordo com o perfil térmico mencionado abaixo. Após a conclusão da PCR, os produtos da PCR foram separados por eletroforese num gel de agarose (1X TAE) a 1%, corado com brometo de etídio. A banda foi então visualizada com uma luz UV de comprimento de onda médio. A sequência de primers dos *alkBgenes*, a reação e as condições do ensaio PCR são apresentadas nos quadros 2, 3 e 4.

Quadro 1: Amostras de leite e de soros recolhidas na CCBS& DF (Central Cattle Breeding Station and Dairy Farm, Savar, Dhaka), em Rangpur, Jamalpur, Gaibandha e no distrito de Mymensingh.

Área de estudo		N.º de animais	N.º de amostras recolhidas	
			Amostra de sangue	Amostra de leite
CCBS& DF, Savar, Daca		191	191	191
Distrito de Mymensingh	MymensinghSadar	82	82	82
	Muktagacha	21	21	21
	Phulbaria	23	23	23
	Trishal	13	13	13
	Valuka	15	15	15
	Guforgoua	11	11	11
	Isorgonj	18	18	18

	Gouripur	22	22	22
	Nandaiyl	12	12	12
	Haluaghat	30	30	30
	Dhobaura	25	25	25
	Taracanda	26	26	26
	Phulpur	22	22	22
GaibandhaDistrito	GaibandhaSadar	10	10	10
	Palashbari	24	24	24
	Sundarganj	12	12	12
	Gobindogonj	12	12	12

	Shaghata	11	11	11
	Sadullapur	14	14	14
	Phulceri	10	10	10
Distrito de Rangpur	RangpurSadarUpazila	42	42	42
	BadarganjUpazila	30	30	30
	KauniaUpazila	20	20	20
	GangachharaUpazila	26	26	26
	MithapukurUpazila	34	34	34
	TaraganjUpazila	25	25	25
	PirganjUpazila	33	33	33

	PirgachhaUpazila	28	28	28

Distrito de Jamalpur	JamalpurSadarUpazila	60	60	60
	BaksiganjUpazila	22	22	22
	DewanganjUpazila	25	25	25
	IslampurUpazila	22	22	22
	MadarganjUpazila	20	20	20
	MelandahaUpazila	27	27	27
	SarishabariUpazila	25	25	25
		1043	**1043**	**1043**

CCBS: Central Cattle Breeding Station DF: Exploração leiteira

Tabela 2: Mistura de reação utilizada na PCR.

Composição	Montante (Lil)
Mistura principal 2x (Promega, EUA)	12.5
ADN genómico (modelo)	2.0

Primário (F)	1.0
Primário (R)	1.0
Água sem nuclease	8.5
Total	25.0

*Nota: preparou o misturador de reação num refrigerador PCR de 4^0 C

Quadro 3: Condições da reação em cadeia da polimerase.

Parâmetros de ciclismo	Temperatura	Duração
Desnaturação inicial	95° c	10 minutos
Desnaturação	94 ° c	15 segundos
Recozimento	54 ° c	1 minuto
Extensão	72 ° c	1 minuto
Extensão final	72 ° c e 40 ciclos	10 minutos

Quadro 4: Sequência dos iniciadores para os genes alkB.

Primários (F)	5 '-GCGGCTTTTCTACACGGTATTC-3 '	Terzi *et al*(2010)
Primários(R)	5 '-CATGCGCTATGATCTGGTTACG-3 '	

Neste estudo, foram registadas as informações clínicas, epidemiológicas, ambientais e reprodutivas necessárias. Durante o período de estudo, foram registados, através de um questionário, dados sobre a idade, o sexo, a área geográfica (Central Cattle Breeding Station and Dairy Farm, Mymensingh, Jamalpur, Rangpur, Gaibandha), o estado de gravidez, os antecedentes de doença, o higroma, as perturbações reprodutivas, tais como corrimento uterino abdominal anormal, aborto, retenção de placenta e doenças reprodutivas.O RBT foi utilizado como teste de despistagem para identificar o animal e o ser humano infectados com a *estirpe 1119-3 de Brucellaabortus* (Dae Sung Microbiological lab, Coreia do Sul).iELISA (Svanova Biotech AB, Uppsala, Suécia) O RBT e o SAT foram realizados de acordo com o procedimento descrito pelo OIE (2009).Os soros positivos do RBT foram novamente testados com SAT CFT, ELISA e qRT-PCR. Para a qRT-PCR, o ADN foi isolado a partir de 200 u L de soro seropositivo utilizando o kit de preparação de modelos de PCR de elevada pureza (Roche Diagnostic, Mannheim, Alemanha), de acordo com as instruções do fabricante. A qRT-PCR específica para o género de *BrucellaIS711* foi realizada de acordo com o protocolo estabelecido e de rotina (Tomasoet *al.*, 2010) num instrumento Light Cycler 2.0 (Roche, Mannheim, Alemanha). Os valores do limiar do ciclador (CT) < 40 foram interpretados como positivos. As amostras positivas foram então tipadas com os qRT-PCRs específicos da espécie *BrucellaIS711* para *Brucellaabortus e Brucellamelitensis, de acordo* com Probertet *al.*(2004). Os valores de CT foram calculados pelo software do instrumento MxPro3000P v 4.01. Os valores de CT < 42 foram interpretados como positivos. O iELISA e o CFT foram efectuados de acordo com o protocolo fornecido pela empresa fabricante dos kits iELISA e CFT.

Extração de ADN e PCR em tempo real

O ADN foi isolado a partir de 200 LiL de soro positivo utilizando o High Pure PCR Template Preparation Kit (Roche Diagnostics, Mannheim, Alemanha) de acordo com as instruções do fabricante. A concentração de ADN resultante (de acordo com as instruções do laboratório de referência do OIE para a brucelose, Jena, Alemanha) foi determinada fotometricamente utilizando um espetrofotómetro Nano Drop ND-1000 UV-Vis (Nano-Drop Technologies, Wilmington, DE, EUA).

As amostras testadas como RBT positivas foram investigadas com PCR RT específica do género *BrucellaIS711 no* light cycler. As reacções foram realizadas em capilares de plástico utilizando o instrumento light cycler 2.0 (Roche, Mannheim, Alemanha) de acordo com o método de Tomasoet *al.*, 2010. Resumidamente, cada reação continha o par de iniciadores IS711_S-5'- TTGTCGATGCTATCGGCCTAC-3'/*IS711_R-5'*- GGCAATGAAGGCCCTTAAGT-3' a uma concentração de 500nM e as sondas IS711_FL5   '-GAAGCTTGCGGACAGTCACCATAAT-Fluo-3'/IS711_LC-5'- Red640-GCCGGGTGTTGGCTTTATTCG-Pho-3' a uma concentração de 200nM. As misturas de reação finais de 20 LL foram incluídas com 4LiL DE LC FastStart DNA Master Plus Master mix (Roche) suplementado com 1 LiL DE primers e 0,4^L de sondas e 2LiL de amostra. Os parâmetros de ciclagem foram mantidos da seguinte forma: um passo de ativação de dez minutos a 95°C, seguido de 45 ciclos de 95°C durante 10 segundos, 55°C durante 10 segundos e 72°C durante 10 segundos (recozimento e extensão). Os parâmetros da curva de fusão foram: 0 seg. a 95°C, 30 seg. a 45°C e 0 seg. a 95°C seguido de um passo de arrefecimento de 30 seg. a 40°C. A aquisição e a avaliação dos dados foram calculadas pelo software do instrumento. Os valores de Ct inferiores a 40 foram interpretados como positivos. Subsequentemente, as amostras foram examinadas com as PCRs RT específicas da *espécie Brucella IS711* para *B. abortus* e *B. melitensis, de acordo* com o método de Probertet *al.* (2004).

Resumidamente, para a deteção de *B. abortus, cada* reação continha os iniciadores BabortF 5'-GCGGCTTTTCTATCACGGTATTC-3', BabortR 5'-CATGCGCTATGATCTGGTTACG-3' a uma concentração final de 300 nM cada e a sonda específica do género 5'-6FAM- CGCTCATGCTCGCCAGACTTCAATG-BHQ1-3' a 100nM. A mistura de reação final de 25 til incluiu 12,5 LIL de TaqMan Universal Master Mix (Applied Biosystems) suplementada com 0,75 LIM DE primers e 0,25 LIM DE sondas e 2 LIL de ADN da amostra. Os parâmetros de ciclagem foram os seguintes: uma incubação inicial a 50°C durante 2 min, seguida de um passo inicial de desnaturação a 95°C durante 10 min, 50 ciclos de 95°C durante 25 s e 57°C durante 60 s (recozimento e extensão). Condições idênticas foram também aplicadas às reacções de deteção de *B. melitensis* utilizando o par de iniciadores BmelitF 5'-AACAAGCGGCACCCCTAAAA-3', BmelitR5 '-CATGCGCTATGATCTGGTTACG-3' e a sonda específica do género 5'-6FAM-CAGGAGTGTTTCGGCTCAGAATAATCCACABHQ1-3'. O valor do limiar do ciclo (Ct) foi calculado pelo software do instrumento MxPro3000P v 4.01. Os valores de Ct inferiores a 40 foram interpretados como positivos.

3.4 Análise dos dados:

Foi efectuado o teste do Qui-quadrado (x^2) para determinar a relação entre a prevalência da brucelose e as variáveis demográficas das vacas. Os dados baseados no questionário foram processados no Microsoft Excel e no MSTATC e os resultados foram analisados estatisticamente para interpretação através de testes do Qui-quadrado ($\%^2$). A significância foi determinada ao nível de 1 a 5%, quando aplicável.

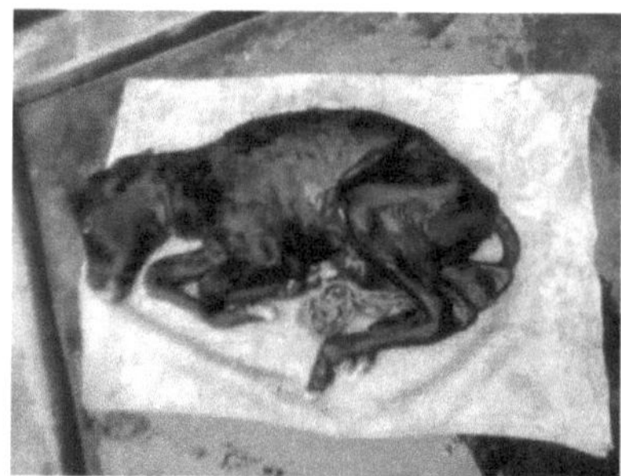

Figura 4: Feto abortado de uma vaca grávida de 8 meses recolhida em Sadar-Upazila de Mymensingh.

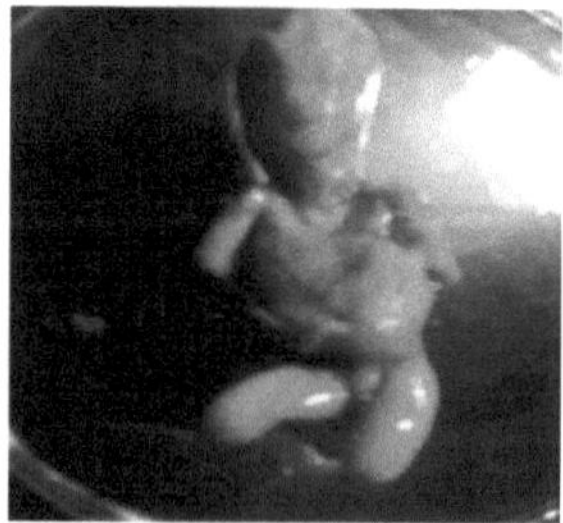

Figura 5: Feto humano abortado (5 meses) recolhido de uma mulher grávida do

Mymensingh Medical College Hospital, Mymensingh.

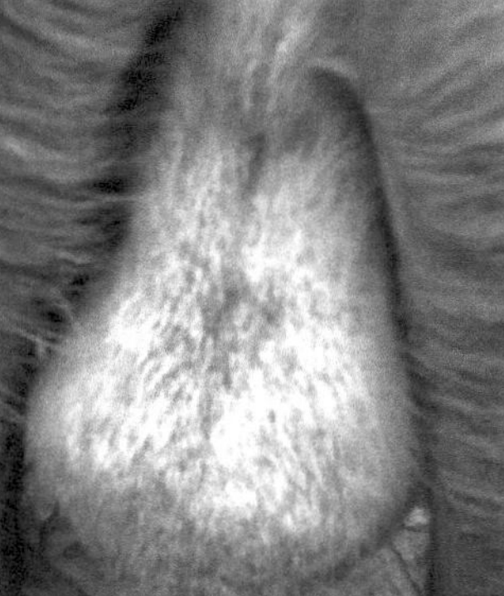

Figura 6: Orquite em pato, colhida em Palashbari-Upazila de Gaibandha.

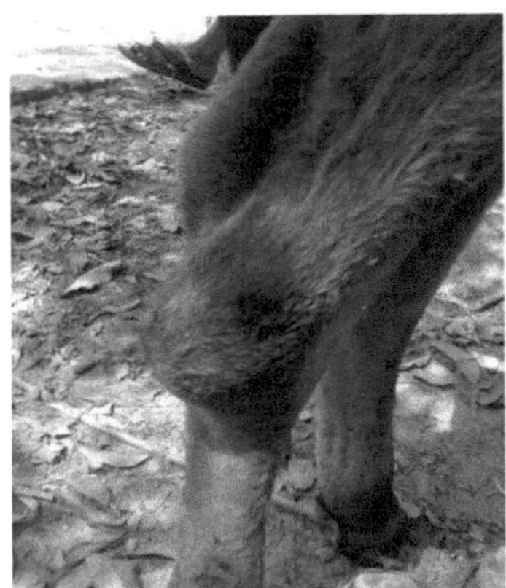

Figura 7: Higroma numa vaca recolhida em MymensinghSadar de Mymensingh.

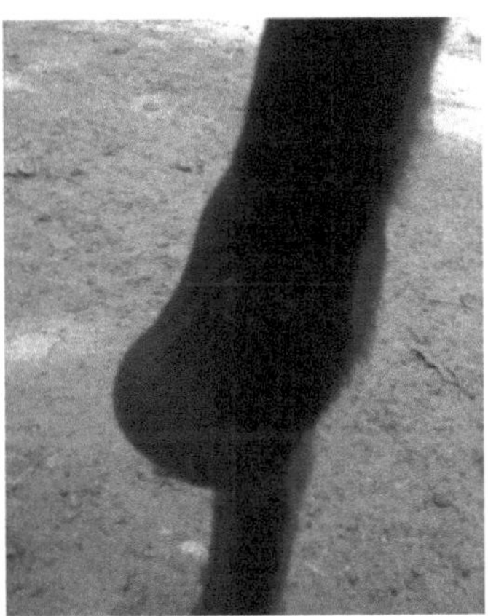

Figura 8: Higroma numa vaca recolhida em RangpurSadar de Rangpur.

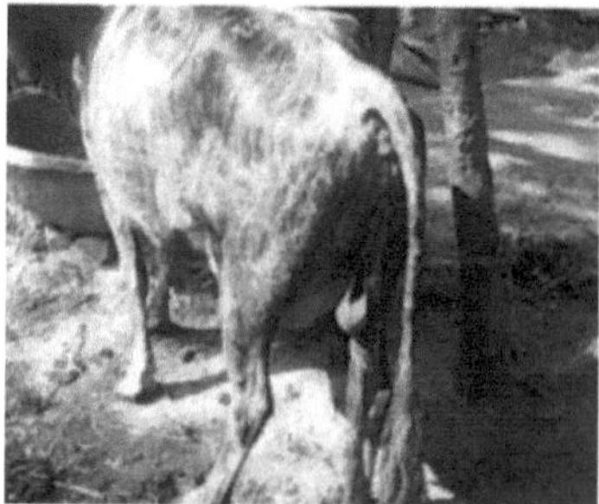

Figura 9: Retenção de placenta em vaca recolhida em JamalpurSadar de Jamalpur

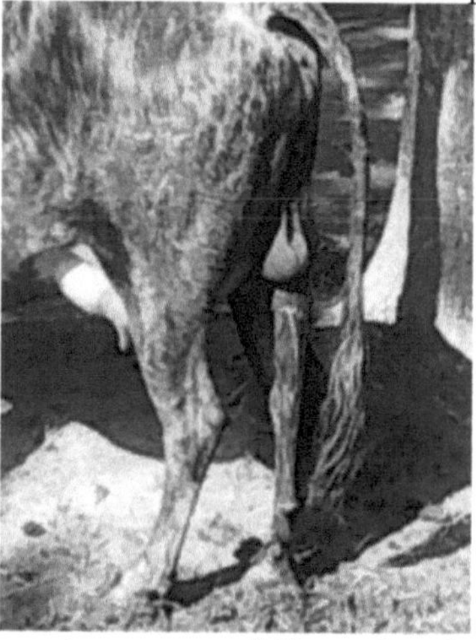

Figura 10: Retenção de placenta em vaca colhida em Jamalpur

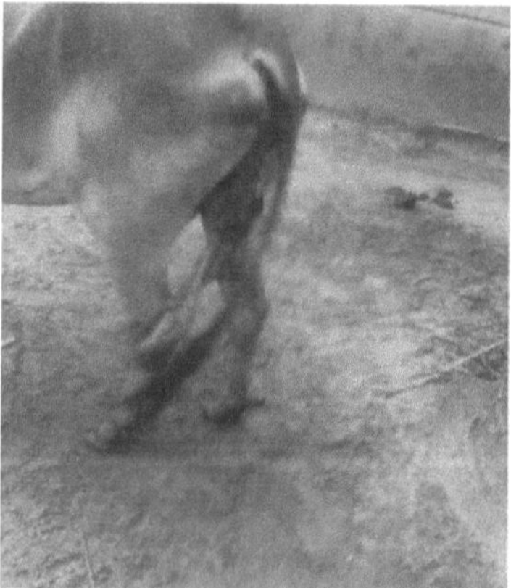

Figura 11: Retenção da placenta numa vaca colhida em Pirgacha-Upazila de Rangpur.

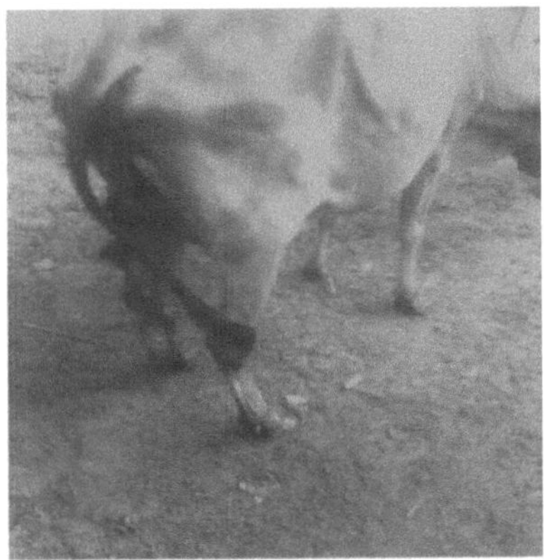

Figura 12: Retenção da placenta numa vaca colhida em Badarganj-Upazila de Rangpur.

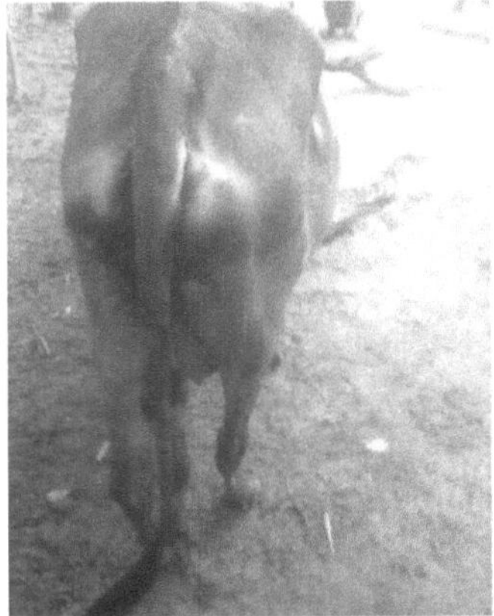

Figura 13: Retenção da placenta numa vaca recolhida em HaluaghatUpazila de Mymensingh.

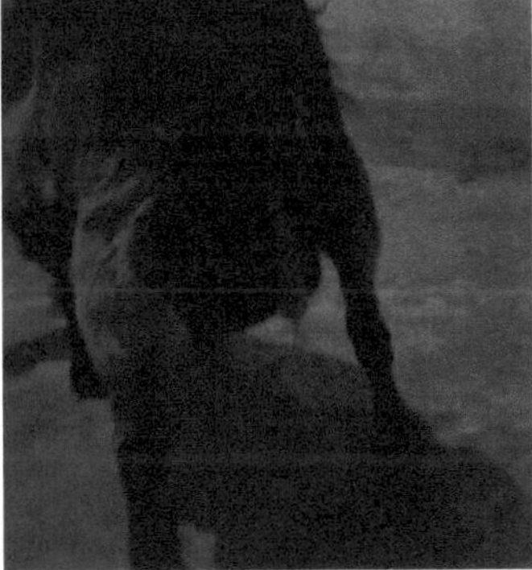

Figura 14: Retenção da placenta numa cabra recolhida em Dhobaura-Upazila de Mymensingh.

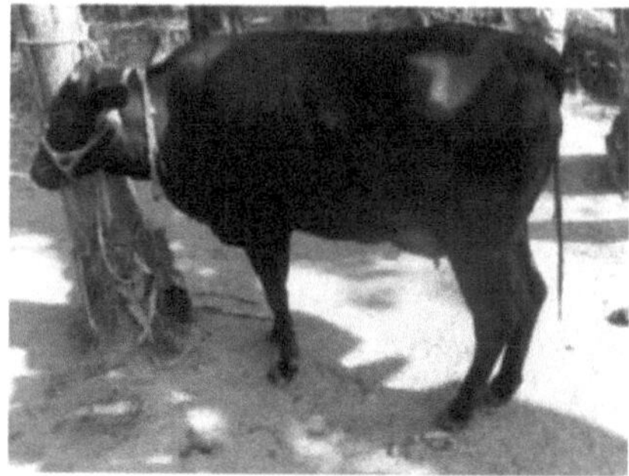

Figura 15: Retenção da placenta numa vaca recolhida em DhobauraUpazila de Mymensingh

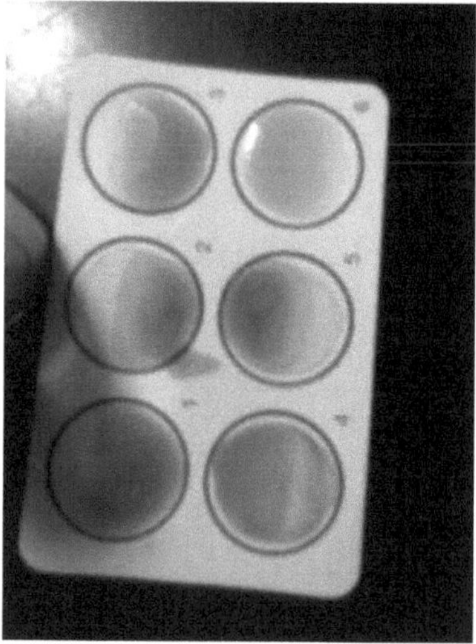

Figura 16: Amostras positivas à placa RBT no Departamento de Medicina da Universidade Agrícola do Bangladesh, Mymensingh.

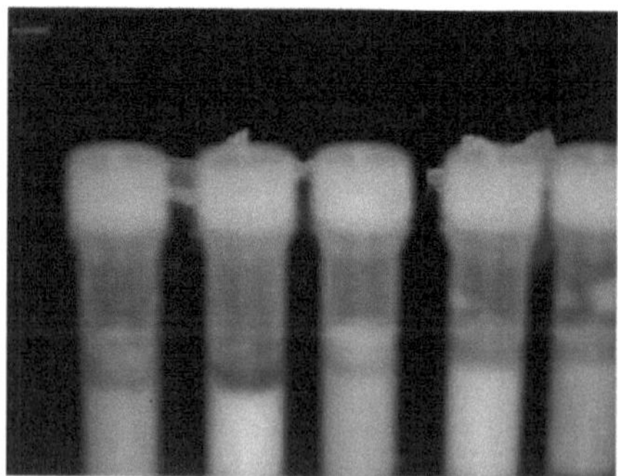

Figura 17: Amostras MRT positivas no Departamento de Medicina, Universidade Agrícola do Bangladesh, Mymensingh.

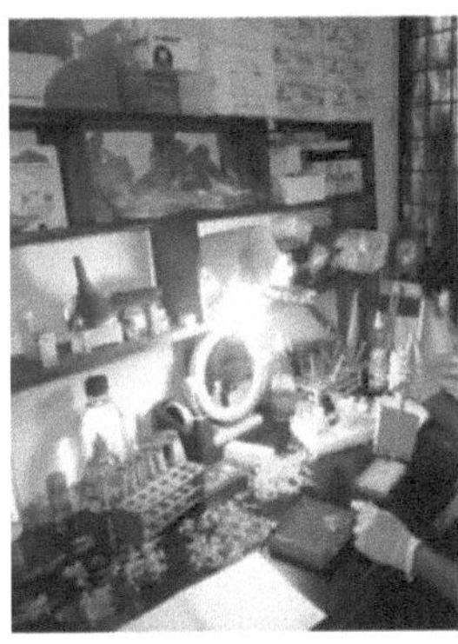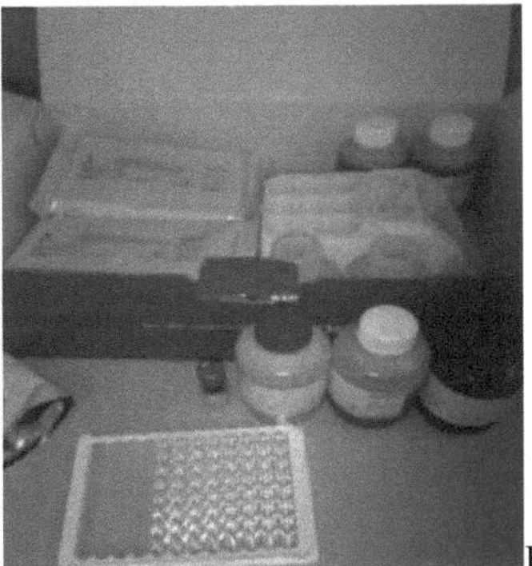

Figura 18: Realização do teste ELISA (à esquerda) no Departamento de Medicina da Universidade Agrícola do Bangladesh, Mymensingh, Bangladesh e no Laboratório de Referência do OIE para a Brucelose, Instituto Federal de Investigação para a Saúde Animal, Friedrich-Loeffler- Institut, (FLI), Jena, Alemanha (à direita), durante o estudo de doutoramento dos investigadores.

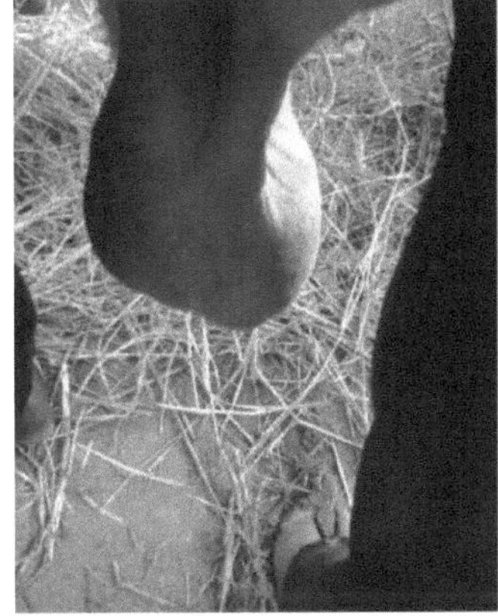

Figura 19: Orquite num touro recolhido em GaibandhaSadar de Gaibandha.

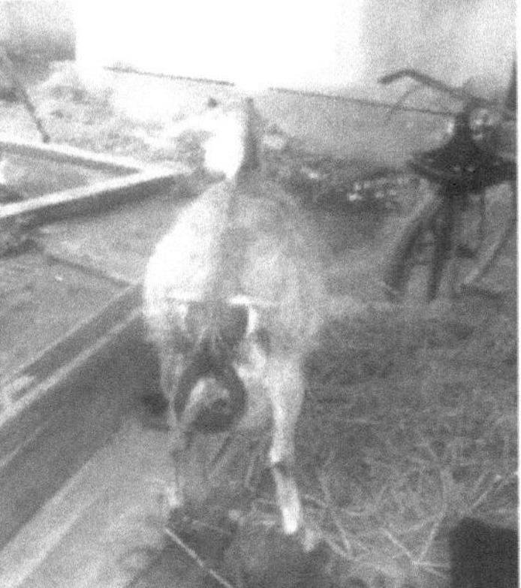

Figura 20: Retenção da placenta em cabras recolhidas em Pirgonj-Upazila de Ranpur.

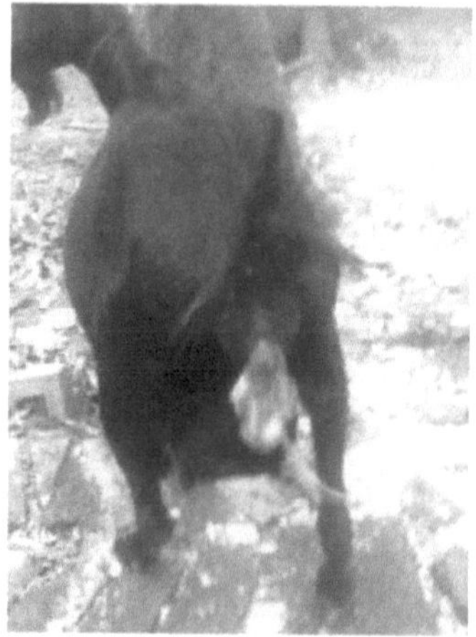

Figura 21: Retenção da placenta em cabras recolhidas em PhulpurUpazila de Mymensingh.

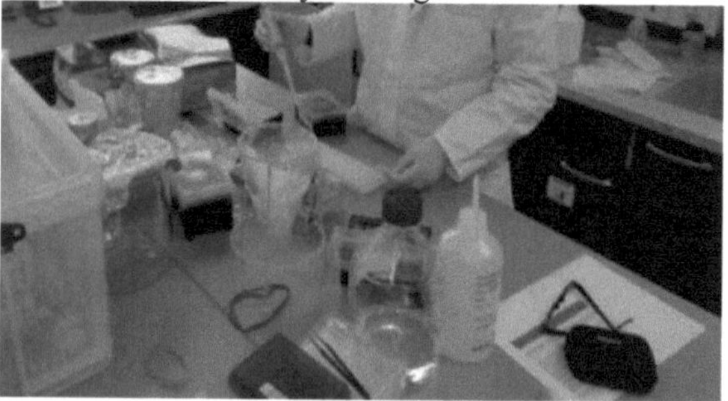

Figura 22: Realização de PCR em tempo real no Laboratório de Referência do OIE para a Brucelose, Instituto Federal de Investigação para a Saúde Animal, Friedrich-Loeffler-Institut, (FLI), Jena, Alemanha, durante o estudo de doutoramento dos investigadores.

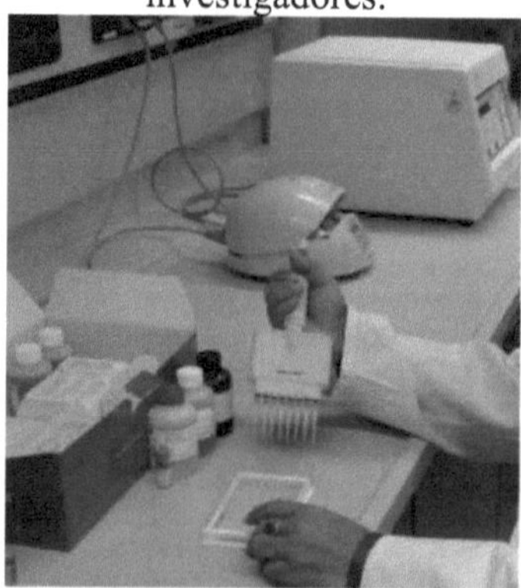

Figura 23: Realização de ELISA no Laboratório de Referência para Brucelose do IOE, Federal

Instituto de Investigação em Saúde Animal, Friedrich-Loeffler-Institut, (FLI), Jena, Alemanha, durante o seu doutoramento.

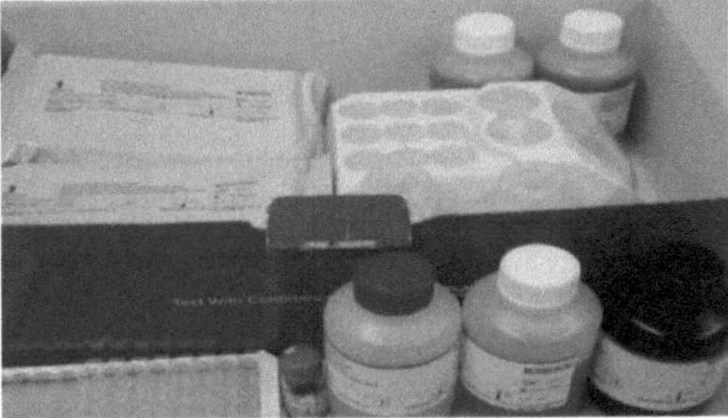

Figura 24: O kit ELISA foi utilizado no Laboratório de Referência do OIE para a Brucelose, Instituto Federal de Investigação da Saúde Animal, Friedrich-Loeffler-Institut, (FLI) Jena, Alemanha, durante o estudo de doutoramento.

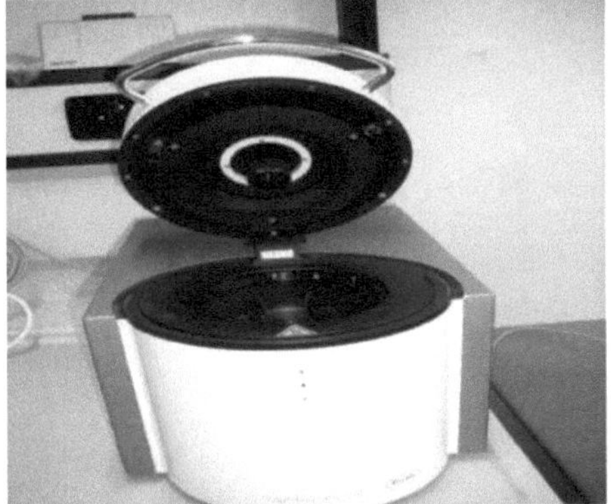

Figura 25: O Light Cycler PCR Machine foi utilizado no Laboratório de Referência do OIE para a Brucelose, Instituto Federal de Investigação para a Saúde Animal, Friedrich-Loeffler-Institut, (FLI), Jena, Alemanha, durante o estudo de doutoramento dos investigadores.

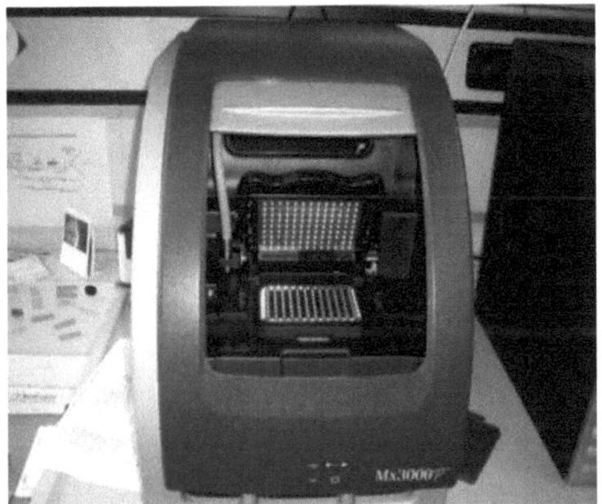

Figura 26: A máquina de PCR em tempo real foi utilizada no Laboratório de

Referência do OIE para a Brucelose, Instituto Federal de Investigação para a Saúde
Animal, Friedrich-Loeffler-Institut, (FLI), Jena, Alemanha, durante o estudo de
doutoramento dos investigadores.

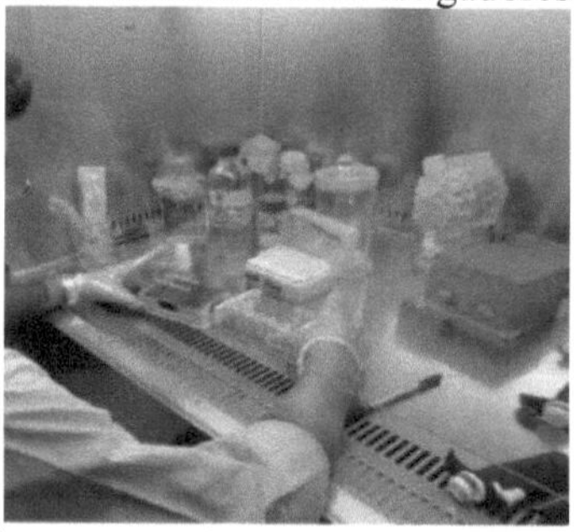

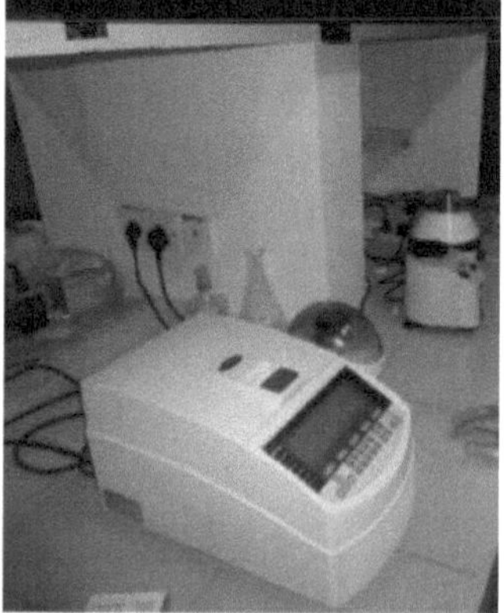

Figura 27: Realização da extração de ADN no departamento de microbiologia e
higiene da Universidade Agrícola do Bangladesh, Mymensingh.

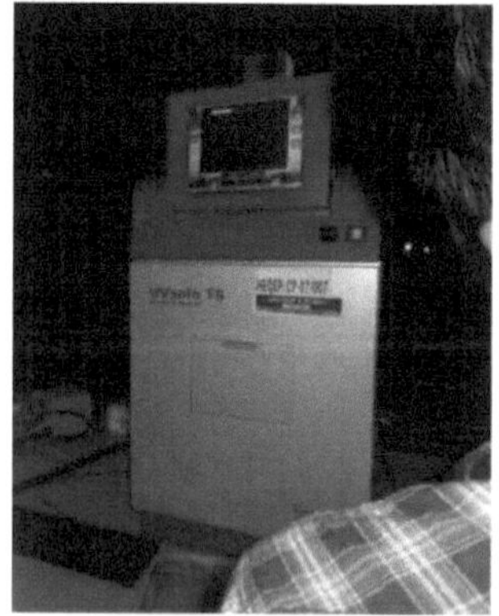

Figura 28: A PCR foi utilizada no departamento de Microbiologia e Higiene,
Universidade Agrícola do Bangladesh, Mymensingh.

Figura 29: A documentação em gel pelo sistema Gel doc foi utilizada no

Departamento de Microbiologia e Higiene da Universidade Agrícola do Bangladesh, em Mymensingh.

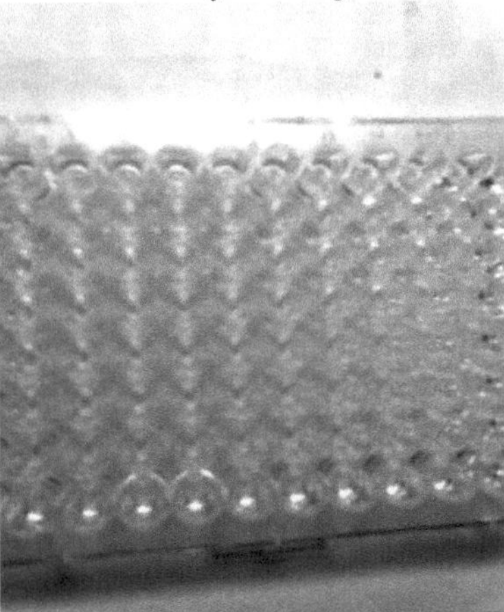

Figura 30: Teste ELISA efectuado no Departamento de Medicina, Universidade Agrícola do Bangladesh, Mymensingh

CAPÍTULO 4

RESULTADOS

4.1 Prevalência e factores de risco

Das 1043 amostras, 28 amostras de leite (2,68%) e 23 amostras de soro (2,21%) foram consideradas positivas, tendo o leite e o soro sido analisados por MRT e RBT, respetivamente (quadro 5). A taxa de positividade mais elevada, de 3,05%, foi obtida entre as vacas da raça Holstein Frísia que utilizaram o MRT, enquanto a taxa de positividade mais elevada, de 2,49%, foi obtida entre as vacas Holstein Frísia que utilizaram o RBT (quadro 5).Por outro lado, a prevalência da brucelose com base no MRT e no RBT foi significativamente mais elevada (2,88% e 2,50%) no grupo etário > 5 anos (p<0,01) do que nos restantes grupos etários (quadro 6). Com base na paridade, obtiveram-se prevalências significativamente mais elevadas (3,07% e 2,58%) por MRT e RBT, respetivamente, na paridade 3-5 em comparação com os outros grupos de paridade (p<0,01) (Quadro 6).

Quadro 5: Prevalência da brucelose por raça com base no MRT e no RBT em bovinos.

Raças de bovinos	N.º de vacas testadas	MRT positivo	Prevalência de MRT %	Razão de probabilidade (IC 95%)	P-valor e	RBT positivo	Prevalência em RBT %	Razão de probabilidade (IC 95%)	P-valor e
Holstei n Friesia n cruz	722	22	3.05	1.65 (0.66 4.11)	0.27 7	18	2.49	1.62 (0.594.39)	0.34 2
Cruz de Sahiwa l	321	6	1.87	Referência	-	5	1.56	Referência	-
Total	1043	28	2.68			23	2.21		

Quadro 6: Prevalência da brucelose em bovinos, em função da idade e da paridade, com base no MRT e no RBT.

Parâmetro		N.º de vacas testadas	MRT positivo	Prevalência de MRT %	RBT positivo	Razão de probabilidade (95% CI)	Valor de p	Prevalência em RBT %	Razão de probabilidade (95% CI)	Valor de p
Idade	1-4 anos	243	5	2.06	3	Referência	-	1.23	Referência	-
	>5 anos	800	23	2.88	20	1.41 (0.53-3.75)	0.489	2.50	2.05 (0.60-6.96)	0.239
Paridade	1-2	228	3	1.32	2	Referência	-	0.88	-	-
	3-5	815	25	3.07	21	2.37 (0.71-7.93)	0.148	2.58	2.99 (0.69-12.84)	0.122

4.2 Resultados
4.2.1 Factores de risco

Quadro 7: Prevalência da brucelose em bovinos, por zona, com base no MRT e no RBT.

Área	N.º de vacas testadas	MRT positivo	Prevalência de MRT %	RBT positivo	Prevalência em RBT %	Nível de significância
CCBS&DF	191	15	7.85	14	7.33	
Mymensingh	320	6	1.88	5	1.56	
Rangpur	238	4	1.68	3	1.26	**
Jamalpur	201	2	1.49	1	0.50	
Gaibandha	93	1	1.07	0	0	
Total	1043	28	2.68	23	2.21	

** Significativo a p<0,01

Na Central Cattle Breeding Station and dairy Farm (CCBS&DF), de um total de 191 vacas, a prevalência de MRT (positivo) foi de 7,85% e a prevalência de RBT (positivo) foi de 7,33%. Em Rangpur, de um total de 238 vacas, a prevalência de MRT (positivo) foi de 1,88% e a prevalência de RBT foi de 1,56%. Em Jamalpur, num total de 201 vacas, a prevalência de MRT foi de 1,49% e a prevalência de RBT de 0,50%. Em Gaibandha, num total de 93 vacas, a prevalência de MRT foi de 1,07% e a prevalência de RBT de 0%. Em Mymensingh, num total de 320 vacas, a prevalência de MRT foi de 1,88% e a prevalência de RBT de 1,56%. Entre os cinco grupos de vacas, a prevalência mais elevada de MRT e RBT registou-se na exploração governamental (7,85% e 7,33%). Por outro lado, a prevalência mais baixa registou-se nas vacas de Gaibandha, com 1,07% e 0% de MRT e RBT, respetivamente, seguindo-se Jamalpur com 1,49% de MRT e 0,50% de RBT, Rangpur com 1,68% de MRT e 1,26% de RBT e Mymensingh com 1,88% de MRT e 1,56% de RBT.

4.3 Resultados

4.3.1 Identificação:

4.3.1.1 Serologia e molecular:

Testes do anel do leite, testes do Rosa de Bengala e PCR convencional para deteção de bovinos leiteiros infectados com *Brucellaabortus* no Bangladesh

A prevalência da brucelose foi significativamente ($p<0,01$) mais elevada na CCBS&DF do que em todos os distritos (quadro 8). Das 14 amostras de leite MRT e RBT positivas da CCBS&DF (21,43%) eram PCR positivas, mas todas as outras 9 amostras originárias dos distritos de Jamalpur, Rangpur, Gaibandha e Mymensingh eram PCR negativas (quadro 8).

Quadro 8: Análise comparativa entre os resultados da MRT, RBT e PCR

MRT e RBT positivos	Teste d	PCR positivo	Prevalência (%)
CCBDF	14	3	21.43
Distritos de Jamalpur e Rangpur	4	0	0
Distritos de Gaibandha e Mymensingh	5	0	0

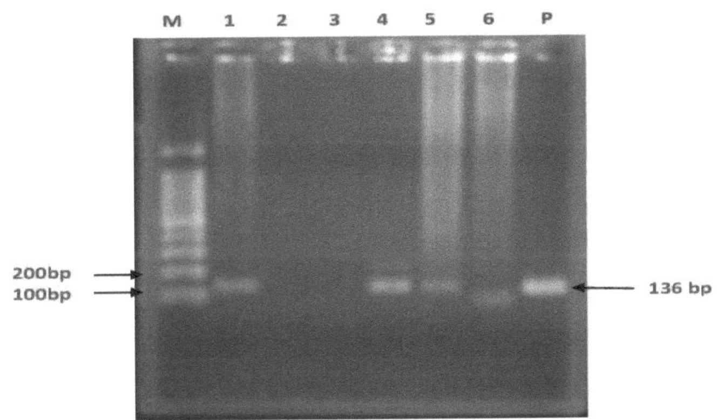

Figura 31: PCR para deteção de B. abortus a partir de leite DIRT positivo: amostras. M- DNA matter (100bp ladder), L1 - 6 amostras, LP - Controlo positivo. O amplicon da PCR é analisado em agarose a 2% e visualizado com Transnluminator UV' Sob, Alemanha

4.4 Resultados

4.4.1 Identificação:

4.4.1.2 Molecular:

Diagnóstico molecular de *Brucellaabortus* e *Brucellamelitensis*

De um total de 913 soros de bovinos e 99 de búfalos, 48 soros de bovinos e 7 de búfalos apresentaram reação positiva ao RBT, com uma prevalência global de brucelose de 5,3% (IC 95%: 3,87-7,38) nos bovinos e de 7,1% (IC 95%: 2,89-14,03) nos búfalos (quadro 9). Dos 48 soros RBT positivos de bovinos, 21,05% eram *positivos para B. abortus*, ao passo que dos 7 soros RBT positivos de búfalos, 57,14% eram positivos para *B. abortus*. A diferença no nível de deteção de *B. abortus* nos soros de bovinos e de búfalos foi estatisticamente significativa (p>0,02). A probabilidade de obter *ADN* de *B. abortus* a partir de soros de búfalos RBT positivos foi 7,61 vezes superior à dos soros de bovinos. A figura 5 mostra os gráficos de amplificação da PCR em tempo real específica para *B. abortus* com base em soros de bovinos e búfalos seropositivos.

Dos 55 soros testados, 6 amostras foram positivas em três testes e podem ser consideradas como infeção aguda e ativa. Entre 1012 amostras de soros, 55 foram positivas apenas no RBT, mas 957 amostras foram suspeitas de serem negativas nos outros dois testes (quadro 10).

A relação entre os testes serológicos e a PCR é apresentada nos quadros 11a e 11b. Das 7 amostras de bovinos positivas *à* PCR em tempo real específica para *Brucellaabortuss*, 48 foram positivas apenas no teste RBT (mas negativas noutros dois testes). Por outro lado, das 4 amostras de búfalos positivas para a PCR em tempo real específica para *a Brucellaabortuss,* 7 foram positivas no RBT (mas negativas noutros dois testes). O rastreio específico do género por PCR detectou ADN de *Brucella* em 4 soros e a PCR IS711 específica da espécie também detectou ADN de *B. abortus* em todas as 4 amostras de soros testadas.

Dos 48 soros RBT positivos de bovinos, 0,9% eram positivos para *B. abortus*, ao passo que dos 7 soros RBT positivos de búfalos, 4% eram *positivos para B. abortus* (quadro 9). A diferença no nível de deteção de *B. abortus* nos soros de bovinos e búfalos foi estatisticamente significativa (p>0,02). A probabilidade de obter *ADN* de *B. abortus* a partir de soros de búfalos RBT positivos foi 7,61 vezes superior à dos soros de bovinos. A figura 32 mostra os gráficos de amplificação da PCR em tempo real específica para *B. abortus* com base em soros de bovinos e búfalos seropositivos.

Quadro 9: Prevalência de brucelose em bovinos e búfalos, ovinos e caprinos e no ser humano com base em RBT, SAT, CFT, iELISA e PCR em tempo real.

Soro	Gado	Búfalo	Ovinos e caprinos	Subtotal	Humano
Testado	913	99	90	1102	350
RBT em positivo	48	7	-		-
Prevalência (%)	5.3	7.1	-		-
positivo no SAT	5	4	-		-
Prevalência	0.5	4.0	-		-
positivo em CFT	26	5	-		-
Prevalência	2.8	5.1	-		-
Positivo no iELISA	1	4	-		-

-		-	4.0	0.1	Prevalência i%I
-		-	6	17	Positivo no *BCSP*
-		-	6.1	1.9	Prevalência
-		-	4	2	Positiveon *JS711*
-		-	4.0	0.2	Prevalência
-		-	4	8	B. abortus
-		-	4.0	0.9	Prevalência

Quadro 10: Resumo dos resultados dos quatro testes serológicos (Significativo com um nível de confiança de 95%)

RBT	SAT	CFT	iELISA	Número
1+	+	-	-	2
1+	+	+	-	3
2+	+	+	+	10
3+	+	-	+	6
3+	+	+	-	7
1+	-	+	-	24
2+	-	+	-	3
Subtotal				55
Suspeita	-		-	957
Total (bovinos, búfalos, ovinos e caprinos)				1012

Quadro 11:a. Relação entre os testes serológicos e a PCR, soros de bovinos (n=913)

Amostra	RBT	SAT	CFT	iELISA	*BCSP*	*IS711*	*B.abortus*

Positivo em RBT	sensibilidade	positivo	negativo	Positivo	negativo	positivo	negativo	positivo	negativo	positivo	negativo	positivo	negativo
43	1+	3	40	22	21	0	43	21	22	0	43	6	37
4	2+	1	3	2	2	1	3	3	1	1	3	0	4
1	3+	1	0	1	0	0	1	1	0	1	0	1	0

Quadro 12: b. Relação entre testes serológicos e PCR, soros de búfalos (n=99)

Amostra	RBT	SAT		CFT		iELISA		*BCSP*		*IS711*		*B.abortus*	
positivo em RBT	sensibilidade	positivo	negativo	Positivo	negativo	positivo	negativo	positivo	negativo	positivo	negativo	Positivo	negativo
3	1+	1	2	2	1	0	3	2	1	0	3	0	3

3	2+	3	0	3	0	3	0	3	0	3	0	3	0
1	3+	1	0	0	1	1	0	1	0	1	0	1	0

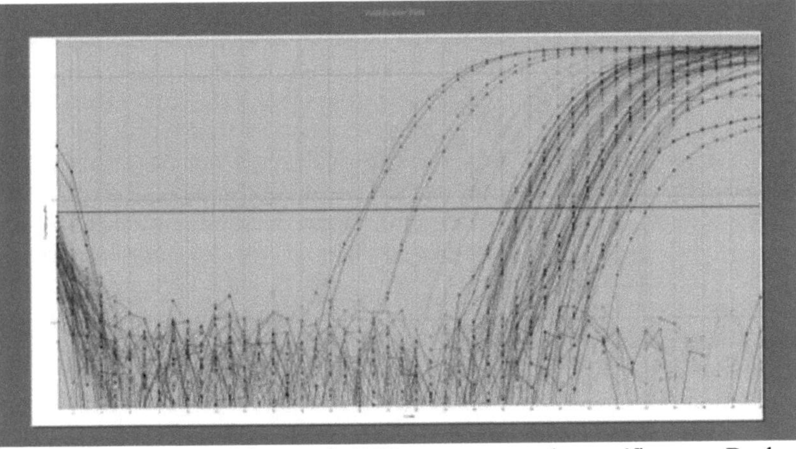

Figura 32: Gráfico de amplificação da PCR em tempo real específica para B. abortus com o ADN extraído de soros de bovinos e búfalos no Bangladeche.

CAPÍTULO 5
DISCUSSÃO
5.1 Prevalência da brucelose em bovinos leiteiros

A prevalência global da brucelose com base no MRT e no RBT foi registada em 2,68% e 2,21%, respetivamente. O MRT é geralmente utilizado para despistagem; são necessários outros testes para o diagnóstico de confirmação, o que está de acordo com Morgan (1967), que afirmou que o teste deve ser utilizado em conjunto com os testes estabelecidos e não em vez deles. A proporção mais elevada de resultados positivos pelo MRT pode resultar de falsos positivos, que podem dever-se a muitas causas, incluindo mastite, colostro, colheita no final do período de lactação ou uma perturbação hormonal (Bercovich e Moerman, 1979). Foram cuidadosamente colhidas amostras de vacas leiteiras, excluindo as infectadas com mastite e as que deram à luz recentemente, para evitar reacções falsas positivas. Foi demonstrado que os diferentes testes serológicos utilizados para o diagnóstico da brucelose variam consideravelmente na sua capacidade de detetar anticorpos de uma determinada classe de imunoglobulina. Os animais infectados podem ou não produzir todos os isótipos de anticorpos em quantidades detectáveis (FAO 2004). A vacinação contra a brucelose não é efectuada no Bangladesh, pelo que os nossos resultados podem refletir uma infeção natural. Em geral, outros estudos demonstraram que o MRT tem uma sensibilidade elevada, mas uma especificidade inferior. Com base nos resultados do estudo, sugere-se que, embora o MRT e o RBT sejam geralmente úteis para o rastreio da brucelose, especialmente nos países em desenvolvimento, onde outros testes são difíceis de realizar em grande escala e requerem equipamento e conhecimentos especializados especiais, estes testes continuam a ter limitações quando não se dispõe de vacinação ou de registos médicos. Em resultado destas limitações, devem ser efectuados outros testes de confirmação, como ELISA, CFT e SAT, em conjunto com MRT e RBTdue, para confirmar o estatuto da brucelose dos bovinos na Central Cattle Breeding Station and Dairy Farm, Savar, Dhaka e em diferentes Upazilas dos distritos de Gaibandha, Rangpur, Jamalpur e Mymensingh. O ELISA do leite é utilizado em amostras combinadas, o que é mais económico do que testar animais individuais. Embora estes testes possam ser muito dispendiosos, são necessários para confirmar o estado da brucelose dos bovinos na nossa área de estudo, a fim de salvaguardar o público em geral e, em particular, as pessoas diretamente envolvidas na inspeção da carne, na recolha de leite e na transformação do leite em carne. Os animais mais velhos são supostamente mais infectados devido ao maior contacto com agentes infecciosos e, por vezes, tornam-se mais susceptíveis devido à má nutrição durante a gravidez. Aparentemente, a prevalência da infeção em animais com mais de 5 anos de idade, em comparação com animais mais jovens, e a maior prevalência de brucelose em vacas mais velhas podem estar relacionadas com a maturidade com o avançar da idade. A prevalência e a gravidade da doença podem variar consoante a raça, a localização geográfica, os tipos de testes de diagnóstico, a criação e os factores ambientais, bem como o biovar do organismo.

5.2 Prevalência da brucelose na Central CattleBreeding and Dairy Farm (CCBS & DF) e nos distritos de Rangpur, Gaibandha, Mymensinghand

Jamalpur do Bangladesh

A brucelose é uma zoonose importante e a vigilância serológica é essencial para o seu controlo (Erdenebaataret *al.*,2004). A importância da brucelose deveu-se principalmente ao significado para a saúde pública e às perdas económicas. O Bangladeche foi considerado uma zona endémica para a brucelose devido ao facto de um número considerável de populações humanas e animais estarem expostas à infeção todos os anos (Nahar e Ahmed,2009; Ahasanet *al.*,2010; Rahmanet *al.*,2011). O RBT é utilizado como teste de despistagem da infeção por *Brucella* (MacMillan,1990) e é considerado mais sensível do que o CFT no caso de animais com cultura positiva (Blascoet *al.*,1994).A prevalência global da brucelose com base no MRT e no RBT foi registada em 2,68% e 2,21%, respetivamente. O MRT é geralmente utilizado para despistagem; são necessários outros testes para o diagnóstico de confirmação, o que está de acordo com Morgan (1967), que afirmou que o teste deve ser utilizado em conjunto com os testes estabelecidos e não em vez deles. A proporção mais elevada de positivos no teste MRT pode resultar de falsos positivos, que podem dever-se a muitas causas, incluindo mastite, colostro, colheita no final do período de lactação ou distúrbios hormonais (Bercovich e Moerman, 1979). Foram cuidadosamente colhidas amostras de vacas leiteiras, excluindo vacas infectadas com mastite e vacas que deram à luz recentemente, para evitar reacções falsas positivas. Foi demonstrado que os diferentes testes serológicos utilizados para o diagnóstico da brucelose variam consideravelmente na sua capacidade de detetar anticorpos de uma determinada classe de imunoglobulina. Os animais infectados podem ou não produzir todos os isótipos de anticorpos em quantidades detectáveis (FAO, 2004). A vacinação contra a brucelose não é efectuada no Bangladesh, pelo que o nosso resultado pode refletir uma infeção natural. Em geral, outros estudos demonstraram que o MRT tem uma sensibilidade elevada, mas uma especificidade inferior. Com base nos resultados do estudo, sugere-se que, embora o MRT e o RBT sejam geralmente úteis para o rastreio da brucelose, especialmente nos países em desenvolvimento onde outros testes são difíceis de realizar em grande escala e requerem equipamento e conhecimentos especializados especiais, estes testes continuam a ter limitações quando não se dispõe de vacinação ou de registos médicos. Em resultado destas limitações, devem ser efectuados outros testes de confirmação, como ELISA, CFT e SAT, em conjunto com MRT e RBT, para confirmar o estatuto da brucelose dos bovinos na Central Cattle Breeding Station and Dairy Farm, Savar, Dhaka e em diferentes Upazilas dos distritos de Mymensingh, Gaibandha, Rangpur e Jamalpur.O ELISA é um ensaio disponível para utilização no leite e no soro e é muito útil quando é necessário testar um grande número de amostras. O ELISA do leite é utilizado em amostras combinadas, o que é mais económico do que testar animais individuais. Embora estes testes possam ser muito dispendiosos, são necessários para confirmar o estado da brucelose dos bovinos na nossa área de estudo, a fim de salvaguardar o público em geral e, em particular, as pessoas diretamente envolvidas na inspeção da carne, na recolha de leite e na transformação do leite em carne. A seropositividade deve ser considerada como devida a uma infeção natural, uma vez que a vacinação das vacas nunca foi praticada no Bangladesh. A prevalência e a gravidade da doença podem variar em função da raça, da localização geográfica, dos tipos de testes de diagnóstico, das práticas de criação e dos factores ambientais, bem como da gravidade dos organismos. É importante que a brucelose seja uma zoonose importante e que quase todos os casos de brucelose humana tenham uma origem animal, pelo que o seu controlo é essencialmente da responsabilidade dos veterinários. Foi estudada a zero-prevalência de brucelose em vacas de explorações organizadas e pertencentes a explorações domésticas de zonas rurais. Por conseguinte, o MRT deve ser utilizado para o diagnóstico da brucelose, especialmente no Bangladesh. Assim, se pudermos diagnosticar o leite através do MRT, é fácil controlar a infeção no ser humano, bem como nos animais. O teste do anel do leite é menos dispendioso, é muito fácil de efetuar, não necessita de instalações laboratoriais nem de especialistas. Qualquer pessoa pode fazê-lo facilmente numa exploração leiteira. O RBT pode, por vezes, dar um resultado falso positivo devido à vacinação contra a S19 ou a reacções serológicas falsas positivas. Por conseguinte, as reacções positivas devem ser investigadas utilizando estratégias de confirmação e/ou complementares adequadas. As reacções falsas negativas ocorrem raramente, sobretudo devido à prozonagem, e podem por vezes ser detectadas diluindo as amostras de soro ou realizando um novo teste após 4-6 semanas. No entanto, o RBT parece ser adequado como teste de despistagem para detetar efectivos infectados ou para garantir a ausência de infeção em efectivos indemnes de brucelose.

5.3 Anel de leite, testes de Rosa de Bengala e PCR convencional para deteção de bovinos leiteiros infectados com *Brucellaabortus* no Bangladesh

A brucelose foi reconhecida como uma doença zoonótica importante, uma vez que prejudica tanto a produção animal como a saúde humana. Nenhum dos testes de diagnóstico disponíveis no Bangladesh é perfeito, pelo que os resultados do rastreio têm de ser verificados por um teste de confirmação. No presente estudo, as amostras de leite e de soro foram rastreadas por MRT e RBT e a PCR convencional foi utilizada como teste de confirmação. O MRT é prescrito pelo OIE para o rastreio de amostras de leite de vaca. É muito fácil de efetuar, barato e dá um bom reflexo do anticorpo sérico (Nielsen, 2002; OIE, 2009). O RBT também é utilizado como teste de rastreio padrão seguido de testes de confirmação, uma vez que é muito simples, os consumíveis são baratos, o equipamento necessário é reduzido e o ensaio é normalizado (Nielsen e Ewalt, 2010). Este estudo analisou leite de vaca individual por MRT e RBT em paralelo para aumentar a sensibilidade da deteção de vacas portadoras de *Brucella*. Foi possível testar 18 amostras por PCR convencional, que foram positivas em ambos os testes. Apenas 21,43% das amostras da Central Cattle Breeding and Dairy Farm (CCBS &DF) foram positivas à PCR e nenhuma das nove amostras provenientes dos distritos de Rangpur, Gaibandha, Jamalpur e Mymensingh foi positiva à PCR. Mesmo sendo positivas em ambos os testes de rastreio, as amostras originárias dos distritos de Rangpur, Gaibandha-Jamalpur e Mymensingh foram negativas na PCR convencional, o que pode dever-se à baixa seroprevalência (1,1-2,1%) de brucelose nestas áreas (Rahmanet *al.*, 2011; Deyet *al.*, 2013).Mesmo que a sensibilidade e a especificidade de um teste sejam muito elevadas devido à baixa prevalência, o valor preditivo positivo de um teste pode ser muito baixo (Rahman, 2015). Também é possível que algumas amostras de leite contenham bactérias abaixo do limite de deteção e não sejam consideradas positivas. Além disso, não é possível detetar ADN de *Brucella* por PCR na maioria das amostras positivas de MRT de vacas na fase crónica da doença (Terziet *al.,* 2010). Pelo contrário, a prevalência real e a infeção aguda de brucelose no CCBSDF foram relatadas como sendo de 20,5% e 15,6%, respetivamente (Rahman, 2015). Isto é muito semelhante aos resultados deste estudo. Como resultado, mais organismos *de Brucella* serão libertados no leite nesta exploração, aumentando a probabilidade de deteção na PCR. Obviamente, a identificação e o abate dos animais infectados de forma aguda da população ajudarão a reduzir a transmissão da doença nas populações animais e, por conseguinte, a diminuir a transmissão zoonótica aos seres humanos. A partir dos resultados do presente estudo, pode afirmar-se que existe uma maior probabilidade de libertação do organismo *Brucella* com o leite, o que pode aumentar a probabilidade de deteção por PCR.

Foi efectuada uma amplificação por PCR visando os genes específicos do género e da espécie, *alkB,* para confirmar a presença de ADN de *Brucella* em amostras de leite. A deteção de um amplicon de 136 bpconfirmou a presença de *DNA de Brucellaabortus.* Achado semelhante foi relatado por Terziet *al.* (2010).

Atualmente, os laboratórios de diagnóstico veterinário utilizam o teste do anel em leite (MRT) para o diagnóstico de amostras de leite de bovino, que identifica indiretamente *Brucellaspp.* no hospedeiro (Chimanaet *al.,*2010).Apenas a positividade do MRT indica infeção aguda. Para declarar a infeção aguda, é essencial a evidência do organismo *Brucella* ou a deteção do ADN *da Brucella* na amostra animal (Bricker, 2002; Gupta *et al.,* 2006; Hamdy e Amin, 2002).

A infeção aguda de brucelose em bovinos leiteiros pode ser determinada por MRT, RBT e técnicas convencionais de PCR. Esta descoberta ajudará a abater o gado leiteiro infetado de forma aguda com brucelose, o que representa um grave risco para a saúde pública.

5.4 Diagnóstico molecular de *Brucellaabortus*

Como se pode ver acima, a seroprevalência da brucelose em bovinos e búfalos pelo RBT é de 5,3% e 7,1%, respetivamente (quadro 9), o que está de acordo com os dados publicados que mostram uma variação entre 2,4 e 18,4% a nível de cada animal e 62,5% a nível de efetivo. A prevalência serológica em búfalos foi registada em 2,87% (Amin *et al.,* 2005; *Rahmanetal.,* 1997). No presente estudo, 10,9% (6/55) dos bovinos RBT positivos foram considerados infectados de forma aguda pela brucelose. Estes animais infectados agudamente foram positivos a todos os testes de deteção. No presente estudo, as IgM e IgG são produzidas nas fases inicial e final da infeção/doença. Por este motivo, se uma amostra for positiva nos testes SAT e ELISA, é considerada como uma infeção aguda. Por outro lado, se uma amostra for positiva apenas no teste ELISA IgG, é considerada uma infeção crónica. Quando uma amostra é positiva apenas no teste de aglutinação, como o SAT, não pode ser considerada brucelose, a menos que seja confirmada por um teste de deteção de IgG, como o ELISA IgG, no prazo de uma semana (Godfroidet *al.,* 2010; Seleemet *al.,* 2010). No entanto, é necessária uma amostragem repetida do mesmo animal, o que não foi possível e também não é o objetivo deste estudo. No caso dos soros de bovinos, foram detectados 7 soros de bovinos com *ADN* de *B. abortus,* 2 dos quais foram negativos ao SAT e 6 ao iELISA. O fenómeno real não era claro. Mas estas amostras eram positivas ao RBT. A infeção nestes animais ou amostras pode estar na fase inicial, o que foi detectado por testes qualitativos como o RBT, mas não por testes quantitativos como o SAT e o iELISA para a presença de anticorpos de nível inferior. No caso dos seres humanos, a presença de ADN *da Brucella* após um longo período de cura clínica foi registada por Navarro *et al.*, 2006, o que também indica que a presença de apenas ADN de *Brucella* não significa infecções agudas. O fenómeno semelhante pode ocorrer em animais, como foi explicado neste estudo. A principal lacuna das técnicas baseadas na PCR é que a biovar não pôde ser resolvida. A cultura a partir do leite e do soro falhou frequentemente, mas seria uma parte de futuras investigações. Pode concluir-se que deve ser aplicada uma combinação de PCR em tempo real com SAT e iELISA para a deteção de brucelose em bovinos e búfalos do Bangladesh num futuro programa de erradicação. Não foi detectada *Brucellamelitensis* em nenhuma das amostras detectadas no nosso estudo. Dos 48 soros RBT positivos de bovinos, 0,9% eram positivos para *B. abortus*, ao passo que dos 7 soros RBT positivos de búfalos, 4% eram *positivos para B. abortus*. A diferença no nível de deteção de *B. abortus* nos soros de bovinos e búfalos foi estatisticamente significativa (p>0,02). A probabilidade de obter *ADN* de *B. abortus* a partir de soros de búfalas RBT positivos foi 7,61 vezes superior à dos soros de bovinos. A figura 32 mostra os gráficos de amplificação da PCR em tempo real específica para *B. abortus* com base em soros de bovinos e búfalos seropositivos.

5.5 Sero-prevalência da brucelose em caprinos e humanos

No caso das amostras humanas, testámos 350 amostras, que eram negativas para RBT, mas foram cultivadas no Departamento de Medicina, Departamento de Microbiologia e Higiene, Universidade Agrícola do Bangladesh, Mymensingh, e também cultivadas (350 amostras humanas) no Instituto Federal de Investigação Animal (Laboratório de Referência do OIE para a Brucelose), Jena, Alemanha, mas não foi possível identificar a bactéria. No caso dos ovinos e caprinos, todas as amostras foram testadas com RBT, SAT, CFT, iELISA, PCR convencional e PCR em tempo real no Laboratório de Referência do OIE para a Brucelose, Instituto Federal de Investigação em Saúde Animal, Friedrich-Loeffler-Institut, (FLI), Jena, Alemanha, mas todos os testes foram negativos.

Em estudos anteriores, foram encontrados vários casos positivos em seres humanos e em cabras (Islam *et al.*, 1983; Nahar e Ahamed, 2009), mas examinámos muito poucas amostras de seres humanos e de cabras, mas não encontrámos quaisquer casos positivos, o que pode dever-se a condições ambientais muito higiénicas e melhoradas e a diferenças de localização geográfica. Rahman *et al.*, 2012 efectuaram um estudo sobre cabras em Nilphamarizila e descobriram que a seroprevalência global da brucelose era de 2,59% em cabras. Estas conclusões não são semelhantes às minhas conclusões. Uddin *et al* 2007 efectuaram um estudo sobre caprinos em diferentes áreas do Bangladesh e verificaram que a prevalência global de brucelose em caprinos era de 2,3%. Foram detectados 15 casos de aborto em 300 cabras, com uma prevalência de brucelose de 20% no RBT e no MET e de 13,3% no PAT e no TAT. Estas constatações também não são semelhantes às minhas, podendo a diferença dever-se ao tempo decorrido, à variação da metodologia, ao saneamento e ao sistema de criação, ao padrão de manutenção, à gestão higiénica, à sensibilização das pessoas, ao tratamento dos animais, à melhoria dos serviços veterinários e à redução do número de cabras. Rahman *et al.*, 1983, investigaram que a seroprevalência da brucelose humana nos trabalhadores do sector leiteiro era de 15%, nos vaqueiros e nos trabalhadores agrícolas em contacto direto com os animais era de 12,85% e nos trabalhadores agrícolas em contacto direto com as culturas era de 0%. Estes resultados não são semelhantes aos meus resultados actuais - a diferença pode dever-se ao tempo decorrido, à variação da metodologia, ao saneamento, à gestão higiénica, à sensibilização das pessoas, ao tratamento dos seres humanos, à melhoria dos serviços médicos e aos hábitos alimentares.

RESUMO

O objetivo do presente trabalho de investigação foi o diagnóstico e a epidemiologia da brucelose no gado e no homem.

A prevalência global da brucelose com base no MRT e no RBT foi registada como 2,68% e 2,21%, respetivamente. O MRT é geralmente utilizado para o rastreio; são necessários outros testes para o diagnóstico confirmatório. A vacinação contra a brucelose não é efectuada no Bangladesh, pelo que os resultados deste estudo podem refletir uma infeção natural. Devido a estas limitações, devem ser efectuados outros testes de confirmação, como ELISA, CFT e SAT, em conjunto com MRT e RBTdue, para confirmar o estatuto da brucelose dos bovinos na Central Cattle Breeding Station and Dairy Farm, Savar, Dhaka e em diferentes Upazilas dos distritos de Gaibandha, Rangpur, Jamalpur e Mymensingh. O ELISA do leite é utilizado em amostras combinadas, o que é mais económico do que testar animais individuais. Supõe-se que os animais mais velhos estejam mais infectados devido ao maior contacto com agentes infecciosos e, por vezes, tornam-se mais susceptíveis devido à subnutrição durante a gravidez. Aparentemente, a prevalência da infeção em animais com mais de 5 anos de idade, em comparação com animais mais jovens, e a prevalência mais elevada de brucelose em vacas mais velhas podem estar relacionadas com a maturidade com o avançar da idade.

Foi estudada a sero-prevalência da brucelose em vacas de explorações organizadas e em vacas pertencentes a explorações domésticas de zonas rurais. Foram observadas ocorrências mais elevadas da doença em vacas de explorações organizadas. Por conseguinte, o MRT deve ser utilizado para o diagnóstico da brucelose, especialmente no Bangladesh. Assim, se pudermos diagnosticar o leite através do MRT, é fácil controlar a infeção no ser humano, bem como nos animais. O teste do anel do leite é menos dispendioso, é muito fácil de efetuar, não necessita de instalações laboratoriais nem de especialistas. Qualquer pessoa pode fazê-lo facilmente numa exploração leiteira. O RBT pode por vezes dar um resultado positivo devido à vacinação com S19 ou a reacções serológicas falsas positivas. Por conseguinte, as reacções positivas devem ser investigadas utilizando estratégias de confirmação e/ou complementares adequadas. As reacções falsas negativas ocorrem raramente, sobretudo devido à prozonagem e podem, por vezes, ser detectadas diluindo as amostras de soro ou realizando um novo teste após 4-6 semanas. No entanto, o RBT parece ser adequado como teste de rastreio para detetar efectivos infectados ou para garantir a ausência de infeção em efectivos indemnes de brucelose.

A infeção aguda de brucelose em bovinos leiteiros pode ser determinada por MRT, RBT e técnicas convencionais de PCR. Na Central Cattle Breeding and Dairy Farm (CCBS&DF), de um total de 191 vacas, a prevalência de MRT foi de 7,85% e a de RBT positivo foi de 7,33%. Em Rangpur, de um total de 238 vacas, a prevalência de MRT foi de 1,88% e a de RBT positivo de 1,56%. Em Jamalpur, num total de 201 vacas, a prevalência de MRT foi de 1,49% e a de RBT positivo de 0,50%. Em Gaibandha, num total de 93 vacas, a prevalência de MRT foi de 1,07% e a de RBT positivo de 0%. Em Mymensingh, num total de 320 vacas, a prevalência de MRT foi de 1,88% e a de RBT positivo de 1,56%. Entre os cinco grupos de vacas, a prevalência mais elevada de MRT e RBT positivos registou-se na exploração governamental (7,85% e 7,33%). Por outro lado, a prevalência mais baixa foi registada nas vacas de Gaibandha, com 1,07% e 0% de MRT e RBT, respetivamente, seguindo-se Jamalpur com 1,49% de MRT e 0,50% de RBT, Rangpur com 1,68% de MRT e 1,26% de RBT e Mymensingh com 1,88% de MRT e 1,56% de RBT.

A prevalência da brucelose foi significativamente (p<0,01) mais elevada na Central Cattle Breeding and Dairy Farm (CCBS &DF) do que noutros distritos. Das catorze amostras de leite MRT e RBT positivas da CCBSDF, 21,43% eram PCR positivas, mas todas as nove amostras provenientes dos distritos de Mymensingh, Gaibandha, Jamalpur e Rangpur eram PCR negativas.

Este estudo indica que a presença de apenas ADN de *Brucella não significa* infecções agudas. O fenómeno semelhante pode ocorrer em animais, como foi explicado neste estudo. A principal deficiência das técnicas baseadas na PCR é que não foi possível resolver a biovar. A cultura do leite e do soro falhou frequentemente, mas fará parte de investigações futuras. Pode concluir-se que uma combinação de PCR em tempo real com SAT e iELISA deve ser aplicada para a deteção de brucelose em bovinos e búfalos do Bangladesh em futuros programas de erradicação.

A brucelose nos animais continua a ser um perigo importante para a saúde pública devido à sua transmissibilidade ao homem. A única forma eficaz de controlar a doença no homem consiste na eliminação dos animais infectados e na vacinação dos animais saudáveis, a fim de reduzir o risco para as pessoas que estão em contacto regular com os animais e de produzir produtos animais isentos de brucelose. Recomenda-se que a vigilância da brucelose seja reforçada na população em risco e que sejam criados sistemas de informação organizados. A cooperação entre o Ministério da Pecuária e das Pescas, o Ministério da Saúde e do Bem-Estar Familiar, as ONG e os países vizinhos deve ser encorajada devido a medidas adequadas de controlo da brucelose. Estas devem incluir no nosso país programas de educação sanitária que visem impedir a propagação da infeção entre os animais e depois para os seres humanos. Os regulamentos relativos à adaptação de medidas de higiene entre pessoas de alto risco, especialmente em matadouros e entre agricultores e veterinários, devem ser rigorosamente respeitados para minimizar a propagação da doença.

Os resultados aqui apresentados indicam que o ensaio de PCR em tempo real *IS711* é uma ferramenta específica e sensível para a deteção da *infeção por Brucellaspp* em bovinos. Por este motivo, propõe-se a utilização do *IS711 Real* Time PCR como ferramenta complementar nos programas de rastreio da brucelose e para confirmação do diagnóstico em casos duvidosos. Em conclusão, este ensaio deve ser incluído nos programas de rastreio da brucelose, de modo a colmatar as desvantagens dos métodos de deteção convencionais. Além disso, este ensaio deve também ser um método de escolha para o diagnóstico da brucelose em vários animais selvagens e de jardim zoológico, tendo em conta que os testes serológicos actuais são avaliados apenas para animais domésticos.

No caso da brucelose humana, 350 amostras de sangue foram testadas com RBT, SAT, CFT, iELISA, PCR convencional, PCR em tempo real no Laboratório de Referência do OIE para a Brucelose, Instituto Federal de Investigação para a Saúde Animal, Friedrich-Loeffler-Institut, (FLI), Jena, Alemanha, mas foram negativas em todos os testes. No caso da brucelose animal e humana, foram efectuadas culturas de bactérias tanto no Laboratório de Referência do OIE para a Brucelose, Instituto Federal de Investigação para a Saúde Animal, Friedrich-Loeffler-Institut, (FLI), Jena, Alemanha, como no Departamento de Medicina e no Departamento de Microbiologia e Higiene, Universidade Agrícola do Bangladesh, Mymensingh, mas não foi possível identificar ou isolar as bactérias.

CONCLUSÕES

O objetivo do presente trabalho de investigação foi o diagnóstico e a epidemiologia da brucelose no gado e no homem. O estudo levou às seguintes conclusões.

De um total de 1043, 28 amostras de leite (2,68%) e 23 amostras de soro (2,21%) foram positivas para MRT e RBT, respetivamente. A prevalência mais elevada foi de 3,05% nas vacas da raça Holstein Frísia que utilizaram o MRT, enquanto que 2,49% nas vacas Holstein Frísia que utilizaram o RBT.

A prevalência de brucelose por idade com base no MRT e no RBT foi de 2,06% e 1,23%, respetivamente, no grupo etário de 1-4 anos. Por outro lado, a prevalência da brucelose com base no MRT e no RBT foi significativamente mais elevada (2,88% e 2,50%) no grupo etário > 5 anos (p<0,01) do que nos outros grupos etários.

Com base na paridade, obteve-se uma prevalência significativamente mais elevada de 3,07% e 2,58% de MRT e RBT, respetivamente, na paridade 3-5 em comparação com os outros grupos de paridade (p<0,01).

É, no entanto, óbvio que, embora os MRT sejam testes de rastreio de primeira linha para a brucelose em vacas nalguns países, a sua falta de especificidade é preocupante. Por conseguinte, os requisitos para outros testes de confirmação que são mais específicos foram utilizados para o diagnóstico da doença, especialmente no Bangladesh.

De um total de 913 soros de bovinos e 99 de búfalos, 48 soros de bovinos e 7 de búfalos apresentaram reação positiva ao RBT, com uma prevalência global de brucelose de 5,3% (intervalo de confiança (IC) de 95%: 3,87-7,38) nos bovinos e de 7,1% (IC de 95%: 2,89-14,03) nos búfalos. Dos 48 soros RBT positivos de bovinos, 21,05% eram *positivos para B. abortus*, ao passo que dos 7 soros RBT positivos de búfalos, 57,14% eram positivos para *B. abortus*. A diferença no nível de deteção de *B. abortus* nos soros de bovinos e búfalos foi estatisticamente significativa (p>0,02). A probabilidade de obter *ADN* de *B. abortus* a partir de soros de búfalos RBT positivos foi 7,61 vezes superior à dos soros de bovinos.

Este relatório confirma que *a B. abortus* é endémica em bovinos e búfalos no Bangladesh. Pode concluir-se que deve ser aplicada uma combinação de PCR em tempo real com SAT e iELISA para a deteção de brucelose em bovinos e búfalos do Bangladesh num futuro programa de erradicação.

Esta é a prova da presença de *Brucellaabortus* nas populações de bovinos e búfalos do Bangladesh.

No caso dos seres humanos e das cabras, todas as amostras foram negativas para RBT, SAT, CFT, PCR em tempo real e cultura também foram negativas.

Recomendações

Os futuros estudos sobre a brucelose no Bangladesh devem centrar-se nos seguintes aspectos

- O isolamento de espécies de *Brucella* de diferentes espécies de animais e de seres humanos é necessário para conhecer a diversidade das espécies
- A população de risco e as pessoas em geral devem ser informadas sobre o risco desta doença.

REFERÊNCIAS

Acha PN,SzyfresB2003:Zoonoses and communicable diseases common to man and animals (2nd edn) Scientific Publication No. 503, Pan American Health Organization, Washington DC.

Adone R, CiuchiniF, PistoiaeC,PasqualiP 2002: Antigénio combinado S99/RB51 para o teste de fixação do complemento para o diagnóstico serológico da brucelose em bovinos e ovinos. *Journal of Applied Microbiology* 93 872-876.

Aggad H 2003: Estudos serológicos da brucelose animal na Argélia. *Assiut Veterinary Medical Journal49* 121-130.

Aghaali M, MohebiS, Heydari H 2015: Prevalência de brucelose assintomática em crianças dos 7 aos 12 anos de idade. *Perspectivas Interdisciplinares sobre Doenças Infecciosas* http://dx.doi.org/10.1155/2015/187369.

Ahasan MS, Rahman MS, Rahman AKMA, Berkvensi 2016:Brucelose bovina e caprina no Bangladesh: Avaliação bayesiana de quatro testes sorológicos, prevalência real e fatores de risco associados em animais domésticos.*TropicalAnimal Health and ProductionDOI* 10.1007/s11250-016-1151-1

Ahasan MS, Rahman MS, Song HJ 2010: Vigilância serológica de anticorpos *contra Brucellaspp*. e factores de risco individuais de infeção em bovinos do Bangladesh. *Jornal Coreano do Serviço Veterinário* 33 121-128.

Al Dahouk S, DuffusWA, Katz E, BeiderZ 2005: Sero-prevalência de brucelose, tularemia e yersiniose em javalis *(Susscrofa)* do nordeste da Alemanha. *Journal of Veterinary Medicine B Infectious Diseases and Veterinary Public Health* 52 444-455.

Alton GG, Jones LM, Angus RD, Verger JM 1988: Técnicas para o laboratório de brucelose. Paris, França, INRA.82-85.

Amin KM, RahmanMB, RahmanMS, HanJC, Park JH, ChaeJS 2005: Prevalência de anticorpos *contra Brucella* em soros de vacas no Bangladesh. *Journal of Veterinary Science* 6 223-226.

Asghar A, HassanainO,AbbasB 2005:Seroprevalência da brucelose em ovinos abatidos durante rituais. *Indian Veterinary Journal* 82 801-802.

BercovichZ, MoermanA 1979: Teste(s) do anel do leite positivo(s) não específico(s) no leite do tanque e Estrumater no tratamento de bovinos.*TijdschriftvoorDiergeneeskunde104* 713-716.

Berhe G, Belihu K, AsfawY 2007: Seroprevalência da *infeção por Brucellaabortus* no gado leiteiro cruzado na região de Tigray, no norte da Etiópia. *Boletim de Saúde e Produção Animal em África* 55 195-197.

Biancifiori F, GarridoF, NielsenK, MoscatiL,Duran M,GallD 2000: Avaliação de um ensaio de imunoabsorção enzimática competitiva (c-ELISA) baseado em anticorpos monoclonais para o diagnóstico da brucelose em ovinos e caprinos infectados. *Microbiologicals23* 399-406.

Blasco JM, GarinBB, MannCM, GerbierG, FanloJ, Jimenez BMP,CauC 1994: Eficiência de diferentes agentes de fixação do Rosa Bengala e do complemento no diagnóstico da *infeção por Brucellamelitensis* em ovinos e caprinos. *Registo Veterinário* 134 415-420.

Bouza E, Sanchez, CarrilloC, Hernanmomez S, GonzalezMJ 2005: Brucelose adquirida em laboratório: um inquérito nacional espanhol. *Jornal de Infeção Hospitalar61* 80-83.

Brew SD, PerrettLL, StackJA, MacMillanAP, StauntonNJ 1999: Exposição humana a *Brucella* recuperada de um mamífero marinho. *Registo Veterinário* 144483.

Bricker BJ 2002: PCR como ferramenta de diagnóstico da brucelose. *Veterinary Microbiology* 90435-446.

Cadmus SI, AdesokanBHK, StackJ 2008: The use of milk ring test and rose Bengal test in brucellosis control and eradication in Nigeria (A utilização do teste do anel em leite e do teste da rosa de Bengala no controlo e erradicação da brucelose na Nigéria). *Jornal da Associação Veterinária da África do Sul79* 113-115.

Carrera A, Lopez RodriguezIMJ,Sapina AM, Lopez L, SacristanAR 2006: Provável transmissão de brucelose pelo leite materno.*Journal of Tropical Pediatrics* 52 380-381.

Chain PS, Comerci DJ, Tolmasky ME, Larimer FW, Malfatti SA, Vergez LM, Aguero F, Land ML, Ugalde RA, Garcia E 2005: Whole-genome analyses of speciation events in pathogenic Brucellae.*Infection and Immunology73* 83538361.

Chimana HM, MubaJB, SamulKL, HangombeBM, Munyeme M, MatopeG, Phirlam, Skjerve E, Tryland M 2010: A comparative study of the seroprevalence of brucellosis in commercial and small scale mixed dairy beef cattle enterprises of Lusaka province and Chbombodistict, Zambia. *Tropical Animal Health and Production* 42 1541-1545.

Denis R, BoqvistS, ErumJ, NasinyamaWG, WaiswaC, MboowG, KlintM, MagnussonU 2015: Isolamento e Caracterização Molecular de Isolados de *Brucella* em Leite de Gado no Uganda.*Biomed Research International* 20413. doi: 10.1155/2015/720413.

Deshmukh AF, Hagen O, SharabasiA, AbrahamM, WilsonG, DoiphodeS, MaslamaniMA, MeisJF 2015: Teste de suscetibilidade antimicrobiana in vitro de isolados de *Brucellamelitensis* humanos do Qatar entre 2014-2015 *BMC Microbiology* 15:121.

Dey SK, RahmanMS, RimaUK, HossainMZ, ChowdhuryGA, PervinM,HabibMA , Khan MAHNA 2013: Investigação serológica e patológica da brucelose em vacas leiteiras do distrito de Mymensingh. *Bangladesh. Jornal de Medicina Veterinária do Bangladesh11*: 107-112.

Erdenebaatar J, BayarsaikhanB, YondondorjA, WataraiM, Shirahata T, JargalsailchanE, KawamotoK, Makino S 2004: Estudo epidemiológico e serológico da brucelose na Mongólia por ELISA utilizando extractos de sarcosina. *Microbiologia e Imunologia48* 571-577.

Eshetu Y, KassahunJ, AbebeP, BeyeneM, ZewdieB 2005: Estudo de seroprevalência da brucelose em bovinos leiteiros em Adis Abeba, Etiópia. *Boletim de Saúde e Produção Animal em África53211-214.*

Ferreira, A., R. Cardoso, I. Dias, I. Mariano, A.Belo, RolaoPreto I, Manteigas A, Pina Fonseca A, Correa De Sa MI 2003: Avaliação de um teste de Rosa Bengala modificado e de um ensaio de imunoabsorção enzimática indireto para o diagnóstico da infeção por *Brucellamelitensis* em ovinos. *BMC Veterinary Research34297-305.*

Organização das Nações Unidas para a Alimentação e a Agricultura, 2004: Brucelose bovina. *Cartões de saúde/doença animal.*

Godfroid J, NielsenK, SaegermanC 2010: Diagnosis of brucellosis in livestock and wild life (Diagnóstico da brucelose no gado e na vida selvagem). *Croatian Medical Journal51296-305.*

Guarino A, FuscoG, MatteADI, UrbaniG, CondoleoR, SerpeL, TittarelliM, VenturaMDI,GalloP 2001: Indirect ELISA for the diagnosis of brucellosis in water buffaloes *(Bubalusbubalis)* in Italy. *Registo Veterinário14988-90.*

Gupta, VK, VermaDK, SinghK, KumariR, SinghSV, VihanS 2006: Single-step PCR for detection of *Brucellamelitensis* from tissue and blood of goats. *Small Ruminant Research* 66169-174.

Hamdy MER, Amin AS 2002: Deteção de espécies de *Brucella* no leite de bovinos, ovinos, caprinos e camelos infectados por PCR. *Veterinary Journal* 163299-305.

Huge-Jones ME 2000: Zoonosis,Recognition,Control and Prevention. 1ªed. Editado por Huge-Jones, M.E., Hubbert, WT e Hagstad HV, A Blackwell Publishing Company, Iowa State Press. 7.

Hussien KAAA, OrabyNHM, IsmailAEA, Elias A, KaderH.A 2007: A utilização de ELISA para o diagnóstico e a epidemiologia da infeção por *Brucella* em seres humanos na província de Assiut. *Veterinary Medical Journal Giza55867-877.*

Islam A, HagueM, RahmanA, RahmanMM, RahmanandA, HagueF 1983: Economic losses due to brucellosis among cattle in Bangladesh. *Bangladesh Veterinary Journal1757-62.*

Islam MA, AkterL, KhatunMM 2013: Seroprevalência da brucelose e seus factores de risco associados em bovinos no distrito de Mymensingh, no Bangladesh. *Microbes and Health212-14.*

Iyisan, AS, AkmazO, DuzgunSG, ErsoyY, EskiizmirlilerS, GulerL, GunduzK, IskN, IcyeriogluAK, KalenderH, KaramanZ, KucukayanU, OzcanC, SeyitogluS, TunaI, TuncaT, UstunaknK, YurtalanS 2000: Sero-epidemiologia da brucelose em bovinos e ovinos na Turquia. *PendikVeterinerMikrobiyolojiDergisi31* 21-75.

Jackson R, PiteL, KennardR, WardD, StackJ, DomiX, RamiA, DedushajI 2004: Survey of the seroprevalence of brucellosis in ruminants in Kosovo (Estudo da seroprevalência da brucelose em ruminantes no Kosovo). *Registo Veterinário* 154747-53.

Justine A, Lucas E,Matemba S, MullerK, MalakalingaJ, KazwalaRR 2015:

Epidemiologia da infeção por *Brucella* na interface humana, pecuária e vida selvagem no ecossistema Katavi-Rukwa, Tanzânia. *BMC Veterinary Research11189*.

Kato Y, MasudaG, Itoda, ImanuraI, AjisawaA, NegishiA 2007: Brucelose num viajante regressado e na sua esposa: provável transmissão de *Brucellamelitensis* de pessoa para pessoa. *Journal of Travel Medicine14* 343-345.

Khan MY, MahMW,MemishZA 2001:PBrucelose em mulheres grávidas. *Doenças Clínicas e Infecciosas* 321172-1177.

Kittelberger R, Bundesen PG, Cloeckaert A, Greiser-WilkeI,LetessonJJ 1998: Reatividade serológica cruzada entre Brucellaabortuse *Yersinia enterocolitica0*:9: IV. Avaliação da resposta dos anticorpos dos epítopos M e C para a deteção específica de *infecções por B. abortus.VeterinaryMicrobiology60* 45-57.

Kubuafor DK, AwumbilaB, AlcanmorBD 2000:Seroprevalência da brucelose em bovinos e seres humanos no distrito de Akwapim-South do Gana: implicações para a saúde pública, *ActaTropica7645-48*.

Kuralkar, SV, SahatpureSK, WaglunareSP, ShyamS 2006: Prevalência de brucelose numa exploração leiteira organizada. IntasPolivet7313-315.

Kuroda RBS, PaulinLMS, Nozaki, SilvaJFF, GeronuttiL, MegidJ 2004: Prevalência da brucelose bovina na microrregião da Serra de Botucatu-estudo comparativo dos resultados das técnicas de aglutinação lenta em tubos, 2-mercaptoetanol e fixação de complemento. *Arquivos do InstitutoBiologico São Paulo* 71137-142.

Lucero NE, EscobarGI, AyalaSM, LopezG 2002: Sensibilidade e especificidade de um ensaio imunoenzimático indireto para o diagnóstico da *infeção por Brucellacanis* em cães. *Journal of Medical Microbiology* 51656-660.

MacMillan A 1990: Teste serológico convencional. pp. 153-197. In: Neilsen K, Duncan JR (ed.). Animal brucellosis. CRC Press, Boca Raton.

Mantur BG, Amarnath SK, Shinde RS 2007: Revisão das características clínicas e laboratoriais da brucelose humana. *Indian Journal of Medical Microbiology25188- 202*.

MassisDF, Girolamo DA, Petrini A, Pizzigallo E, Giovannini A 2005: Correlação entre brucelose animal e humana em Itália durante o período 1997-2002. *Clinical Microbiology and Infection* 11 632-636.

McDonald WL, Jamaludin RM, HansenG, HumphreyM, ShortS, SwinglerPT, Taylor J,DawsonCE, WhatmoreAM,StubberfieldE,PerrettLL, SimmonsG *2006:* Caracterização de uma estirpe de *Brucella* sp. como sendo do tipo marinho-mamífero, apesar do isolamento de um doente com osteomielite da coluna vertebral na Nova Zelândia. *Jornal de Microbiologia Clínica* 444363-70.

Mense MG, Van De VergLL, BhattacharjeeAK, GarrettJI, HartJA, LindlerLE, Hadfield,TL, HooverDL 2001:Características bacteriológicas e histológicas em ratos após inoculação intranasal de *Brucellamelitensis*. *American Journal of Veterinary Research62398-405*.

Morgan WBC, MackinnonDJ, LawsanJR, CullenGA 1969: The rose Bengal plate agglutination test in the diagnosis of brucellosis. *Veterinary Record85* 636-641.

Muma JB, LundA, NielsenK, MatopGE, MunyemeM, MwacalimbaK, SkjerveE 2009: Eficácia do teste de Rosa de Bengala e do ensaio de polarização por fluorescência no diagnóstico de infecções por *Brucella* spp. em bovinos criados ao ar livre em zonas endémicas da Zâmbia. *Tropical Animal Health and Production* 41723-9.

Nahar A, AhmedMU 2009: Estudo da seroprevalência da brucelose em bovinos e em seres humanos contratados no distrito de Mymensingh. *Bangladesh Journal of Veterinary Medicine* 7 269-274.

Navarro E, SeguraJC, Castno MJ, SoleraJ 2006: Utilização da reação em cadeia da polimerase quantitativa em tempo real para monitorizar a evolução da carga de ADN de *Brucellamelitensis* durante a terapêutica e o seguimento pós-terapêutico em doentes com brucelose. *Clinical and Infectious Diseases* 42 1266-1273.

Nielsen K 2002: Diagnosis of brucellosis by serology.*Veterinary Microbiology90447-459*.

Nielsen K, EwaltD 2010: Brucelose bovina. In: Manual de Testes de Diagnóstico e Vacinas para Animais Terrestres. OIE: Paris.

Nielsen K, GallD 2001: Fluorescence polarization assay for the diagnosis of brucellosis: a review. *Journal Immunoassay Immunochemistry22183-201*.

OIE 2009: Brucelose bovina. Manual de normas para testes de diagnóstico. Doença da lista B Manual do OIE, capítulos 2, 4 e 3.

Olayinka O, IsholaGAT 2000:Seroprevalência da brucelose em bovinos comerciais abatidos em lbadan, Níger. *Boletim de Saúde e Produção Animal em África* 4853-55.

Olle-Gig JE, Canela-SolerJ 1987: Um surto de infeção por *Brucellamelitensis* por transmissão aérea entre trabalhadores de laboratório. *American Journal of Public Health77* 335-338.

Ortiz E, SilvaE, IzquierdoM, CabreraC, RodriguezO, NibotC 2002: Estudo serológico da brucelose bovina utilizando o sistema DAVIH BRU2 ELISA. *Revistade Salud Animal24* 161-165.

Pappas G, PapadimitriousP 2007: Challenges in *Brucellabacteraemia*. *International Journal of Antimicrobial Agents30* 529-531.

Pappas G, PapadimitriousP, AkritidisN, ChristouL, TsianosEV 2006: O novo mapa global da brucelose humana. *The Lancet Infectious Diseases* 6 91-99.

Peery TM, BelterLF 1960: Brucelose e doença cardíaca. II. Brucelose fatal: uma revisão da literatura e relato de novos casos. *American Journal of Pathology36* 673-697.

Pharo H, MotalibA, AlamS, FraserG, RoutledgeS 1981: Preliminary information on theprevalence of bovine brucellosis in the Pabna milk-shed area of Bangladesh. *Bangladesh Veterinary Journal* 15 43-51.

Probert WS, SchraderKN, KhuongNY, BystromSL, GravesMH 2004: Real-Time Multiplex PCR Assay for dectection of *Brucellaspp., B.abortus,* and *B. melitensis. Journal of Clinical Microbiology42290-1293.*

Rahman AKMA 2015: Epidemiologia da brucelose em humanos e ruminantes domésticos no Bangladesh. Tese de doutoramento, Departamento de Doenças Infecciosas e Parasitárias, Universidade de Liège, Bélgica.

Rahman AKMA, BerkvensD, FretinD, SaegermanC, AhmedMU, MuhammadN, HossainA, Abatih E 2012b:Seroprevalência e factores de risco para a brucelose num grupo de indivíduos de alto risco no Bangladesh. *Foodborne Pathogen and Disease* 9 190-197.

Rahman AKMA, SaegermanC, BerkvensD, FretinD, GaniMO, ErshaduzzamanM, Ahmed MU, AbatihE 2013: Estimativa Bayesiana da verdadeira prevalência, sensibilidade e especificidade do ELISA indireto, teste de rosa bengala e teste de aglutinação lenta para o diagnóstico da brucelose em ovinos e caprinos no Bangladesh. *PreventiveVeterinary Medicine110* 242-252.

Rahman MA, IslamMS, AlamMGS, Shamsuddin M 1997: Sero-prevalence of brucellosis in the buffalo *(Bubalusbubalis)* of a selected area in Bangladesh. *Buffalo Journal2* 209-214.

Rahman MM, Choudhury TIMFR, RahmanA, HagueF 1983: Seroprevalência da brucelose humana e animal no Bangladesh. *Indian Veterinary Journal* 60 165-169.

Rahman MM, HagueM, RahmanMA 1988:Seroprevalência da brucelose caprina e humana em algumas zonas seleccionadas do Bangladesh. *Bangladesh Veterinary Journal22* 85-93.

Rahman MS 2010: Brucellosis: a great constraint for development of livestock. *Bangladesh Dairy and Poultry* 518-19.

Rahman MS, Alam N, Rahman AKMA, Ahasan MS, Huque AKMF 2009: Seroprevalência da infeção específica por Brucella em bovinos na clínica da Universidade Agrícola do Bangladesh e nas suas áreas circundantes. *Jornal Coreano do Serviço Veterinário* 32 219-225.

Rahman MS, FarukMO, HerM, KimJY, Kang SI, JungSC 2011: Prevalência de brucelose em ruminantes no Bangladesh. VeterinariaMedicina56379-385.

Rahman MS, HanJC, ParkJ, LeeJH, EoSK, ChaeJS 2006: Prevalência da brucelose e sua associação com problemas reprodutivos em vacas no Bangladesh. *Registo Veterinário* 159180-182.

Rahman MS, HaqueMF, AhasanMS, Song HJ 2010: Ensaio de imunoabsorção enzimática indireta para o diagnóstico da brucelose em bovinos. *Jornal Coreano do Serviço Veterinário* 32 113-119.

Rahman MS, Mithu S, Islam MT, Uddin MJ, Sarker RR, Sarker MAS, Akhter 2012c : Prevalência de brucelose em cabras pretas de Bengala no

Bangladeche. *Jornal de Medicina Veterinária do Bangladeche10* 51-56

Rahman MS, Nuruzzaman M, Ahasan MS, Sarker RR, Chakrabartty A, Nahar A, Uddin MJ, Sarker MAS, Akhter2012 : Prevalência de brucelose em suínos: O primeiro relatório emBangladeh. *Jornal de Medicina Veterinária do Bangladesh1075-80.*

Rahman MS, SarkerRR, MelzerF, Sprague LD,NeubauerH 2014a: Brucelose em humanos e animais domésticos no Bangladesh: A review. *Jornal Africano de Investigação Microbiológica8* 3580-3594.

Rahman MS,HerM, KimJY, KangSI, LeeK, UddinMJ,ChakrabarttyA, JungSC2012a: Brucelose entre ruminantes em alguns distritos do Bangladesh utilizando quatro ensaios serológicos convencionais.*African Journal Microbiology Research* 64775-4781.

Rahman MS, SarkerMAS, RahmanAKMA, SarkerRR, MelzerF, SpragueLD, NeubauerH 2014b: A prevalência de ADN de *Brucellaabortus* em soros de bovinos seropositivos no Bangladesh. *Jornal Africano de Investigação Microbiológica8* 3856-3860.

Rajesh JB, TresamolPV, SaseendranathMR 2003:Seroprevalence of brucellosis among cattle in Kerala, Cheiron. *Indian Journal of Comparative Microbiology, Immunology and Infectious Diseases21* 24-25.

Raju S, KolheC, RantRP, ShiudeSV, ZadNN 2007:Sero-epizootological evaluation of brucellosis in bovines *Indian Journal of Animal Reproduction28* 40-47.

Rathore BS, BarmanTK, SinghKP, SinghR, MehrotraML 2002: Microbiological and epidemiological studies on brucellosis in an organized herd and rural cattle and buffaloes of Uttar Pradesh. *Indian Journal of Comparative Microbiology, Immunology and Infectious Diseases* 23 195-196.

Reguera JM, AlarcomA, MiralesF, PachonJ, JuarezC, ColmeneroJD 2003:*Brucellaendocartitis*: clinical, diagnostic and therapeutic approach. *European Journal of Clinical Microbiology & Infectious Diseases22* 647-650.

Robichaud MS, Libman, BehrM, RubinE, 2004: Prevenção da brucelose adquirida em laboratório. *ClinicalInfectiousDiseases38* 119-122.

Robinson A 2003: Guidelines for coordinated human and animal brucellosis surveillance in FAO animal production and health paper 156.

Robles C, BernardO, Zenocrati,MarcellinoR 2007 :Inquérito serológico sobre brucelose em caprinos da província de Mendoza. *Veterinaria Argentina* 24172-185.

Ruiz-Fons F, StarnesCT, KennardR. 2006:Seroprevalência de seis agentes patogénicos reprodutivos em javalis europeus *(Susscrofa)* de Espanha: o efeito no desempenho reprodutivo das fêmeas de javali. Theriogenology65731-743.

Sahin M, Genc O, UnverA, OtluS 2008: Investigação da brucelose bovina no nordeste da Turquia. *Tropical Animal Health and Production* 40281-286.

Saleem AN, RhaymahMS, ShamoonGN 2004: Isolamento e seroprevalência da brucelose ovina. *Iraqi Journal of Veterinary Sciences* 1831-38.

Sarker MAS, Rahman, MS, Islam MT, Rahman AKMA, Rahman MB, Rahman MF 2014b: Prevalência de brucelose em gado leiteiro em explorações organizadas e de pequenos agricultores em algumas áreas seleccionadas do Bangladesh. *Jornal de Medicina Veterinária do Bangladesh* 12167-171.

Sarker, MAS, RahmanMS, IslamMT, RahmanAKMA, RahmanMB, AkterL, ChakiA2014a: A utilização do teste do anel do leite para o controlo e a erradicação da brucelose no Bangladesh.2nd Exposição Internacional de Produtos Lácteos, Aquáticos e Animais de Companhia. www.iedap.com.144-147.

Seleem MN, BoyleSM, SriranganathanN 2010: Brucelose: uma zoonose reemergente. *Veterinary Microbiology140* 392-398.

SewelMMM, Blocklesby DW 1990: Animal Disease in the Tropics.BailliereTindall , London. 385.

Singh G, SharmaDR, DhandNK 2004: Seroprevalência da brucelose bovina no Punjab. *Indian Veterinary Journal* 81620-623.

SohnAH, ProbertWS, GlaserCA, Gupta N, BollenAW, WongJD, GraceEM, McDonald WC2003:Neurobrucelose humana com granuloma intracerebral causada por um mamífero marinho *Brucella* spp. *Doenças Infecciosas Emergentes9*:485-8.

Sriranganathan N, SeleemMN, OlsenSC, SamartinoLE, WhatmoreAM, BrickerB, O'CallaghanD, HallingSM, CrastaOR, WattamRA, PurkayasthaA, SobralBW, SnyderEE, WilliamsKP, YuGX, FitchTA, RoopRM, de Figueiredo P, BoyleS.M, HeY. Tsolis,RM 2009: Genome Mapping and Genomics in Animal-Associated Microbes Springer, Berlin 237.

Starnes CT, TalwaniR, HorvathJA, DuffusWA, BryanCS 2004: Brucelose em dois membros de um clube de caça na Carolina do Sul. *Jornal da Associação Médica da Carolina do Sul* 100113-115.

Subash K, KuldeepS, TanwarRK 2006: Serological survey of brucellosis in cattle and buffaloes of Jodhpur Region. *Veterinary Practitioner* 643-44.

Tabak F, HakkoE, MeteB, OzarasR, MertA, OzturkR 2008: É necessário o rastreio familiar na brucelose? *Doenças Infecciosas e Microbiologia Clínica36* 575577.

Terzi G, Buyuktanir O, Genc O, Gucukoglu A, Yurdusev N 2010: Deteção de anticorpos e ADN de *Brucella* no leite de vaca pelos métodos ELISA e PCR. *The Journal of the Faculty of Veterinary Medicine, University of Kafkas16* 47-52.

Teshale, Y. Muhie, A. Dagne e Kidanemaiiam. 2006: A Seroprevalence of small ruminant brucellosis in selected districts of Afar and Somali pastoral areas of Eastern Ethiopia: the impact of husbandry practice. *Revue de Medecine Veterinaire157* 577-563.

Tomaso H, KattarM, Eickhoff M, WerneyU, DahoukSA, StraubeE, Neubauer H,ScholzHC 2010:Comparação de kits comerciais de preparação de ADN para a deteção de Brucellae em tecidos utilizando a PCR quantitativa em tempo real. *BMC Infectious Diseases10100.*

Uddin MJ, RahmanMS 2007: Brucelose caprina (*Capra hircus*) no Bangladeche. *Jornal da Universidade Agrícola do Bangladesh5287-294.*

Vikrant J, UpadhyayAK, MaheshK 2005: Comparative evaluation of serodiagnostic tests for brucellosis. *Indian Journal of Field Veterinarians125-27.*

Vikrant J, UpadhyayAK, MaheshK 2007: Avaliação comparativa de testes sero-diagnósticos para a brucelose. *Indian Journal of Veterinary Medicine2743-44.*

Wallach JC, Samartino LE, Efron A, Baldi PC 1997: Infeção humana por *Brucellamelitensis*: um surto atribuído ao contacto com cabras infectadas. *FEMS Immunology and Medical Microbiology* 19 315-321.

Watarai M, ItoN,Omata Y, IshiguroN 2006: Um estudo serológico de *Brucella* spp. em javalis selvagens de vida livre *(Susscrofaleucomystax)* em Shikoku, Japão. *Journal of Veterinary Medical Science681139-1141.*

Wyatt HV 2005: How Themistocles Zammit found Malta Fever (brucellosis) to be transmitted by the milk of goats. *Journal of the Royal Society of Medicine98* 451-454.

Young FJ 1995: An over view of human brucellosis. *Clinical InfectiousDiseases21283-289.*

APÊNDICES

Exemplo de valores de TC obtidos durante este estudo em Jena, Alemanha

MxPro - Mx3005P

Multiplex Quantitative PCR Systems
Quantitative PCR - Text report
K:\AGr130\MX3000\Brucellose\2015\PCR-2015-RB-130 RT-PCR multiplex_Bangladesh-1.mxp
Filter gain factors: CY5 x8 ROX x1 HEX-JOE x4 FAM x8
Run date: November 02, 2015

Thermal Profile Summary

Segment	Cycles	Plateau	Temp. (degrees)	Temp. Inc. (deg/sec)	Duration (min:sec)	Time Inc. (min:sec)	Collect
1	1	Plateau 1	50.0	0.0	02:00	00:00	<none>
2	1	Plateau 1	95.0	0.0	10:00	00:00	<none>
3	50	Plateau 1	95.0	0.0	00:25	00:00	<none>
3	50	Plateau 2	57.0	0.0	01:00	00:00	1 Endpoints

Imported Well Name File: K:\AGr130\A_NRL Brucellose\Brucellose\PCR\2015\PCR-2015-RB-130 RT-PCR multiplex_Bangladesh-1.xlsx Import Date: November 02, 2015
Replicates: Treated individually
* Fluorescence term used: dRn

Text Report

Well	Well Name	Dye	Well Type	Replicate	Ct*
A1	14RB8311	HEX	Unknown	1	37.94
A2	14RB8311	HEX	Unknown	1	37.10
B1	14RB8312	HEX	Unknown	2	No Ct
B2	14RB8312	HEX	Unknown	2	No Ct
C1	14RB8313	HEX	Unknown	3	34.14
C2	14RB8313	HEX	Unknown	3	34.06
D1	14RB8314	HEX	Unknown	4	40.65
D2	14RB8314	HEX	Unknown	4	No Ct
E1	14RB8315	HEX	Unknown	5	35.50
E2	14RB8315	HEX	Unknown	5	35.93
F1	8316	HEX	Unknown	6	40.54
F2	8316	HEX	Unknown	6	41.44
G1	8317	HEX	Unknown	7	34.78
G2	8317	HEX	Unknown	7	35.08
H1	8318	HEX	Unknown	8	No Ct
H2	8318	HEX	Unknown	8	No Ct
A3	14RB8319	HEX	Unknown	9	No Ct
A4	14RB8319	HEX	Unknown	9	No Ct
B3	14RB8320	HEX	Unknown	10	39.07
B4	14RB8320	HEX	Unknown	10	39.23
C3	14RB8321	HEX	Unknown	11	34.60

MxPro - Mx3005P

Multiplex Quantitative PCR Systems
Quantitative PCR - Text report
K:\AGr130\MX3000\Brucellose\2015\PCR-2015-RB-130 RT-PCR multiplex_Bangladesh-1.mxp
Filter gain factors: CY5 x8 ROX x1 HEX-JOE x4 FAM x8
Run date: November 02, 2015

Well	Well Name	Dye	Well Type	Replicate	Ct*
C4	14RB8321	HEX	Unknown	11	34.83
D3	14RB8322	HEX	Unknown	12	36.16
D4	14RB8322	HEX	Unknown	12	36.36
E3	14RB8323	HEX	Unknown	13	36.87
E4	8323	HEX	Unknown	13	37.75
F3	8324	HEX	Unknown	14	34.31
F4	8324	HEX	Unknown	14	34.25
G3	8325	HEX	Unknown	15	37.14
G4	8325	HEX	Unknown	15	37.48
H3	8326	HEX	Unknown	16	38.51
H4	8326	HEX	Unknown	16	37.31
A5	14RB8327	HEX	Unknown	17	39.64
A6	14RB8327	HEX	Unknown	17	38.90
B5	14RB8328	HEX	Unknown	18	37.08
B6	14RB8328	HEX	Unknown	18	36.83
C5	14RB8329	HEX	Unknown	19	38.22
C6	14RB8329	HEX	Unknown	19	38.19
D5	14RB8330	HEX	Unknown	20	37.63
D6	14RB8330	HEX	Unknown	20	38.97
E5	8331	HEX	Unknown	21	39.37
E6	8331	HEX	Unknown	21	38.36
F5	8332	HEX	Unknown	22	33.38
F6	8332	HEX	Unknown	22	33.71
G5	8333	HEX	Unknown	23	38.76
G6	8333	HEX	Unknown	23	40.84

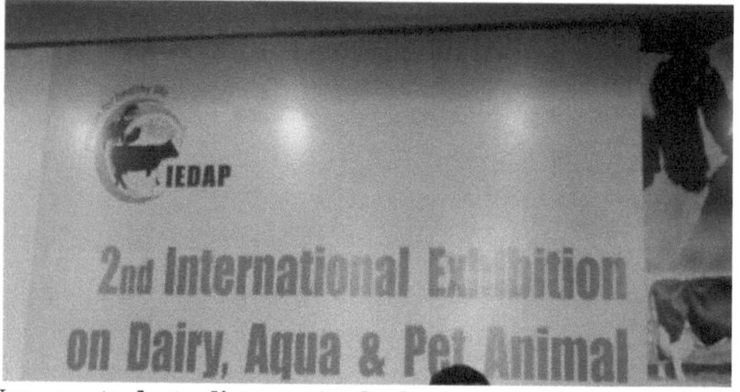

Figura33: Uma parte desta dissertação de doutoramento apresentada em fevereiro de 2014 no AHCAB, Dhaka.

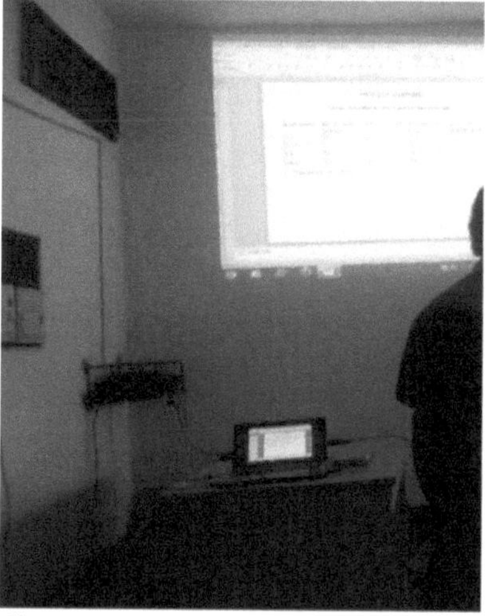

Figura 34: Parte desta dissertação de doutoramento apresentada em fevereiro de 2014 na Bangladesh Society for Veterinary Education and Research, Bangladesh Agricultural University, Mymensingh.

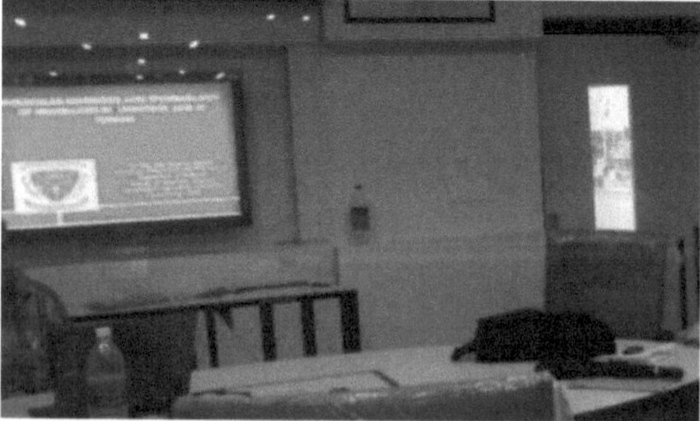

Figura35. Parte desta dissertação de doutoramento apresentada em maio de 2014 na West Bengal University of Animal and Fishery Sciences, Kolkata, Índia.

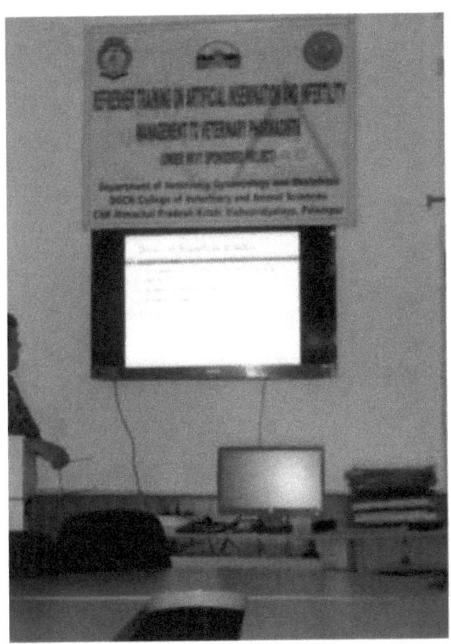

Figura36: Parte desta dissertação de doutoramento apresentada em junho de 2014 na CSK Himachal Pradesh Agricultural University, Himachal Pradesh, Índia.

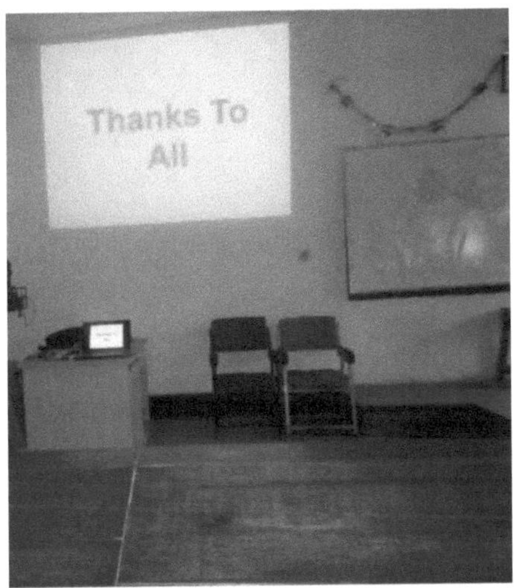

Figura 37: Parte desta dissertação de doutoramento apresentada em março de 2015 na Bangladesh Society for Veterinary Education and Research, Bangladesh Agricultural University, Mymensingh.

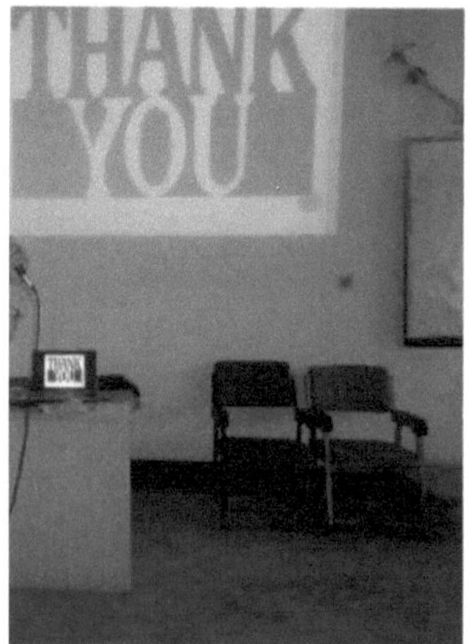

Figura 38: Uma parte desta dissertação de doutoramento apresentada em março de 2015 na Bangladesh Society for Veterinary Education and Research, Bangladesh Agricultural University, Mymensingh.

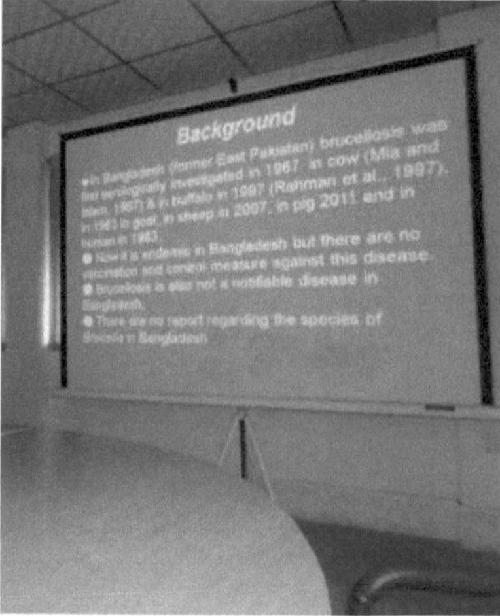

Figura 39: Parte intercalar desta dissertação de doutoramento, apresentada em outubro de 2014 no Departamento de Medicina, Faculdade de Ciências Veterinárias, Universidade Agrícola do Bangladesh, Mymensingh.

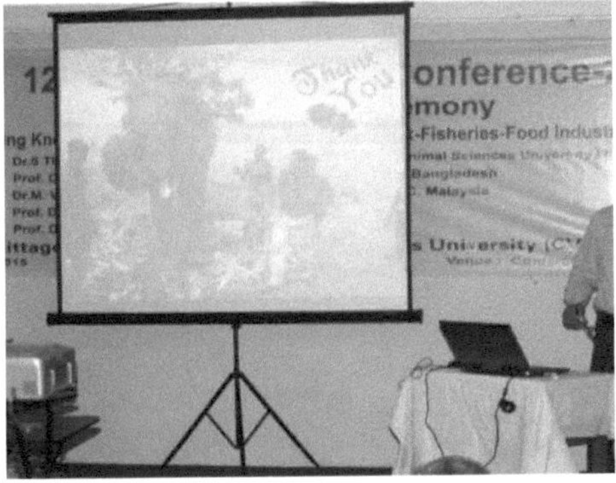

Figura 40: Uma parte desta dissertação de doutoramento apresentada em abril de 2015 na XII Conferência da Universidade de Veterinária e Ciências Animais de Chittagong, Chittagong.

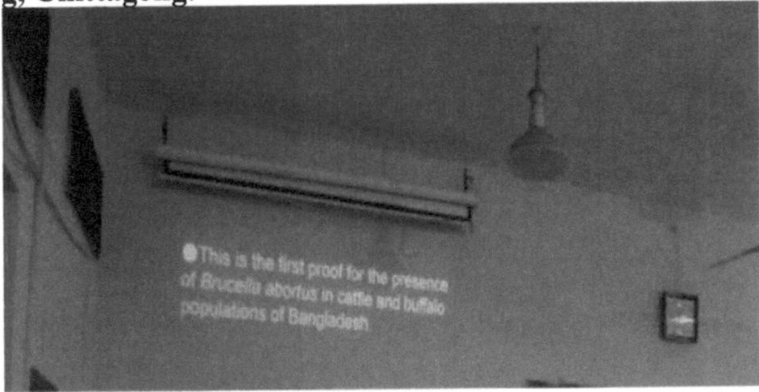

Figura 41: Parte desta dissertação de doutoramento apresentada em janeiro de 2016 na Bangladesh Society for Veterinary Education and Research, Bangladesh Agricultural University, Mymensingh.

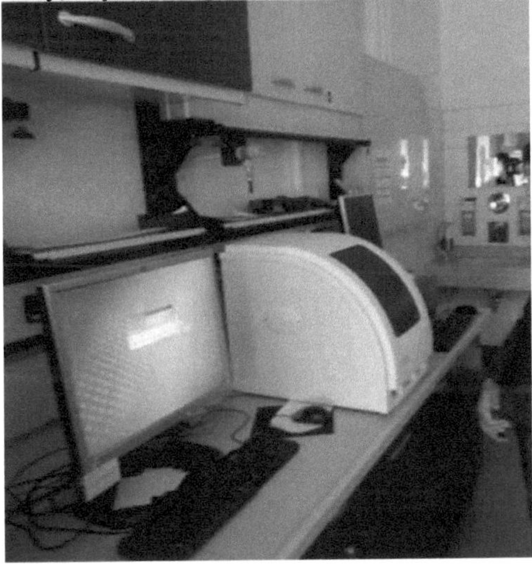

Figura 42: Realização de trabalho de investigação no Laboratório de Referência da OIE para a Brucelose, Instituto Federal de Investigação para a Saúde Animal, Friedrich-Loeffler-Institut, (FLI), Jena, Alemanha, durante este estudo de doutoramento.

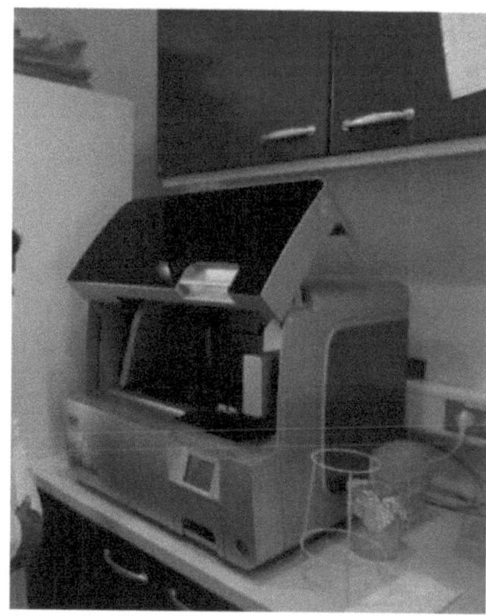

Figura 43: Realização de trabalho de investigação no Laboratório de Referência da OIE para a Brucelose, Instituto Federal de Investigação para a Saúde Animal, Friedrich-Loeffler-Institut, (FLI), Jena, Alemanha, durante este estudo de doutoramento.

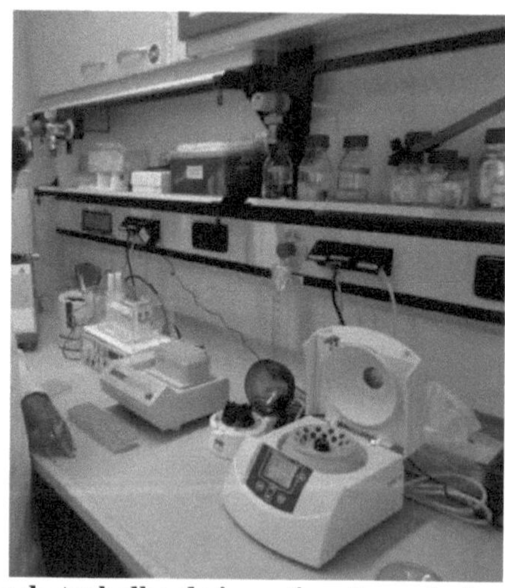

Figura 44: Realização de trabalho de investigação no Laboratório de Referência da OIE para a Brucelose, Instituto Federal de Investigação para a Saúde Animal, Friedrich-Loeffler-Institut, (FLI), Alemanha, durante este estudo de doutoramento.

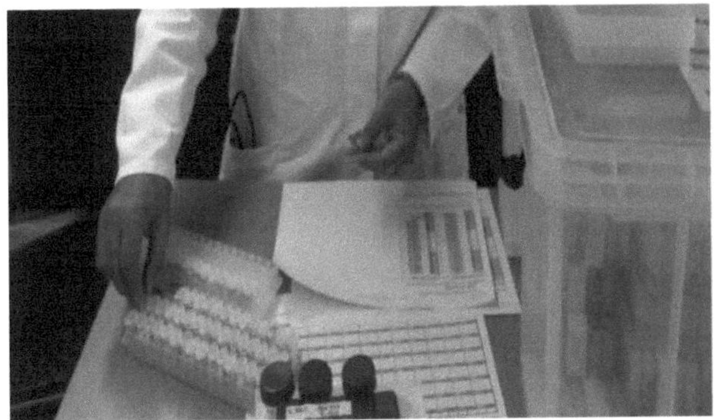

Figura 45: Realização de trabalho de investigação no Laboratório de Referência da OIE para a Brucelose, Instituto Federal de Investigação para a Saúde Animal, Friedrich-Loeffler-Institut, (FLI), Alemanha, durante este estudo de doutoramento.

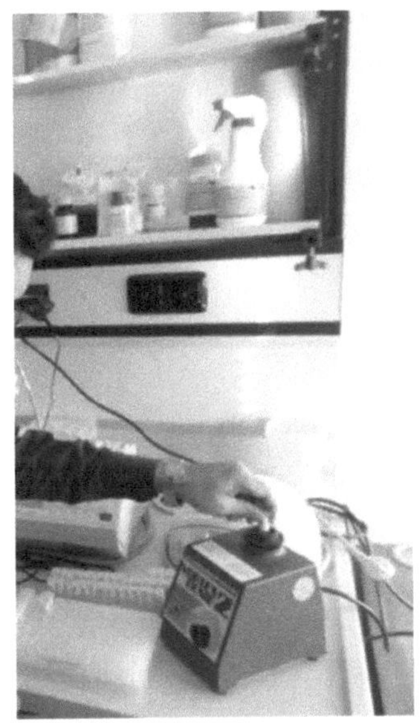

Figura 46: Realização de trabalho de investigação no Laboratório de Referência do OIE para a Brucelose, Instituto Federal de Investigação para a Saúde Animal, Friedrich-Loeffler- Institut, (FLI), Alemanha, durante este estudo de doutoramento.

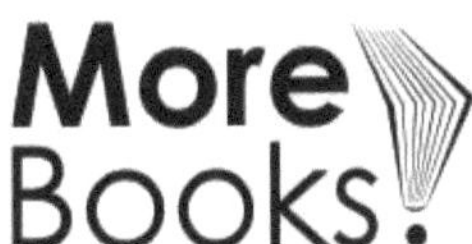

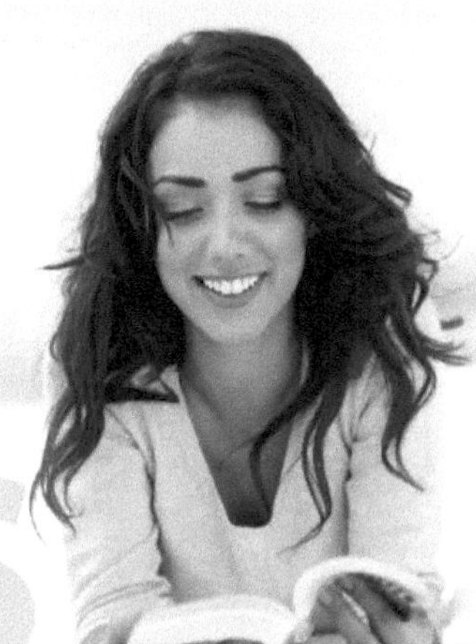

I want morebooks!

Buy your books fast and straightforward online - at one of world's fastest growing online book stores! Environmentally sound due to Print-on-Demand technologies.

Buy your books online at
www.morebooks.shop

Compre os seus livros mais rápido e diretamente na internet, em uma das livrarias on-line com o maior crescimento no mundo! Produção que protege o meio ambiente através das tecnologias de impressão sob demanda.

Compre os seus livros on-line em
www.morebooks.shop

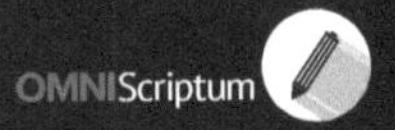

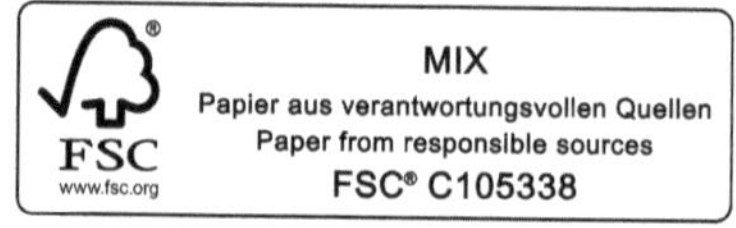

Printed by Books on Demand GmbH, Norderstedt / Germany